藏書

珍藏版

黄帝内经

赵文博 主编

伍

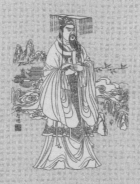

辽海出版社

目　录

病本第二十五

【题解】

本篇专论治本与治标的辨证法则，大体不出治本、治标两个范围，但心须根据疾病的先后发生，和病情的缓急轻重以确定如何治疗，或先治本、或先治标，在本篇里均反复说明了。

【原文】

先病而后逆者，治其本①；先逆而后病者，治其本；先寒而后生病者，治其本；先病而后生寒者，治其本；先热而后生病者，治其本；先病而后生热者，治其本；先病而后泄者，治其本；先泄而后生他病者，治其本，必且调之，乃治其他病；先病而后中满者，治其标②；先中满而后烦心者，治其本。

【注释】

①本：有本源、根本之意，与下文"标"（有枝末、外部表现的意思）相对，古人以"标本"分别概括具有对立含义的两方面事物，借以分析事物矛盾主次的所在。在医学范围内，"本"常指病因、先发的疾病、里病而言：""标"常指症状、后发的疾病、表病而言。通常情况下，"本"概括着疾病矛盾的主要方面，"标"概括着疾病矛

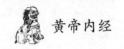

盾的次要方面。所有《素问》阴阳应象大论说："治病必求于本"，但在特定的情况下，"标"所代表的各部分也有可能转化为矛盾的主要方面，于是出现了取标、取本的复杂变化。归结起来，无论先治标还是先治本，都是为了及时解决疾病的主要矛盾。

②标：见注①。

【语译】

先有某种疾病，继而出现四肢厥逆的，治其原来的本病；先有厥逆的症状，而后出现其它疾病的，应先治厥逆这个本病；先有了寒病，而引起其它病变的，治疗寒病这个本病；先有了某种疾病而后产生寒症的，先治原发的那个本病；先有了热病，而后产生其它病变的，治疗热病这个本病；先有了某种疾病，而后发生热症的，治其原发的那个本病；先有某种疾病而后发生泄泻的，治疗其原发的本病；先有泄泻而后转生其他疾病的，须先调治泄泻这个本病，再接着治疗继发的病变；先有某种疾病，而后发生中满的，要治疗中满这个标病；先有中满的病症发生，而后继发心中烦闷的，应先治中满这个本病。

【原文】

有客气①，有同气②。大小便不利，治其标；大小便利；治其本。

【注释】

①客气：指外界风、寒、暑、湿、燥，火六淫之气非时而至，客居体内而言。

②同气：指应时而至的六气，如春风、夏暑（火）、长夏湿、秋燥、冬寒等，在人体不能适应的情况下，此六气也成为致病因素。

【语译】

人有感受外界非时而至的六淫邪气而发病的，也有因不能适应按时而至的六气而发病的，不论哪种情况，凡出现大小便不利症状的，都应首先救治这个紧急的标病。如果大小便通利而无其它紧急症象的，就先治其本病。

【原文】

病发而有余，本而标之，先治其本，后治其标；病发而不足，标而本之，先治其标，后治其本，谨察间甚①，以意调之，间者并行，甚者独行。先小大便不利而后生他病者，治其本也。

【注释】

①间甚：病轻而浅为"间"，病重而深为"甚"。

【语译】

疾病发作之后出现实证的，一般先治其本，祛除病邪，而后治其标，解决病症；疾病发作之后出现虚证的，

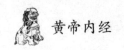

一般先治其标，助正补虚，后治其本，祛除病邪。医者应审慎而详细地观察病情的浅深轻重，根据客观情况，发挥主观努力，用心调治。病轻缓的，可标本同治，病深重的，要看准关键的所在，侧重于一个方面。先有大小便不利，而后出现其他病症的，要先治大小便不利这个本病。

杂病第二十六

【题解】

本篇叙述了许多疾病，故名"杂病"。其中对于气厥、心痛、鼻衄、耳聋、喉痹、齿痛，以及项、腰、腹、膝等部位疼痛和对这些病的取穴针治方面，都分别作了详细说明。

【原文】

厥夹脊而痛者，至顶，头沉沉然，目睆睆然，腰脊强，取足太阳腘中血络。厥胸满，面肿，唇漯漯然，暴言难，甚则不能言，取足阳明。厥气走喉而不能言，手足清，大便不利，取足少阴。厥而腹响响①然，多寒气，腹中毂毂②然，便溲难，取足太阴。

嗌干，口中热如胶，取足少阴。膝中痛，取犊鼻③，以员利针，发而间之。针大如氂，刺膝无疑。

喉痹不能言，取足阳明；能言，取手阳明。疟不渴，间日而作，取足阳明；渴而日作，取手阳明。齿痛，不恶清饮，取足阳明；恶清饮，取手阳明。聋而不痛者，取足少阳；聋而痛者，取手阳明。衄而不止，衃血④流，取足太阳；衃血，取手太阳。不已，刺宛骨⑤下；不已，刺腘中出血。腰痛，痛上寒，取足太阳、阳明；痛上热，取足厥阴；不可以俯仰，取足少阳；中热而喘，取足少阴、腘中血络。喜怒而不欲食，言益小⑥，刺足太阴；怒而多言，刺足少阳。颇痛，刺手阳明与颇之盛脉⑦出血。项痛不可俯仰，刺足太阳；不可以顾，刺手太阳也。小腹满大，上走胃，至心，淅淅身时寒热，小便不利，取足厥阴。腹满，大便不利，腹大，亦上走胸嗌，喘息喝喝然，取足少阴。腹满食不化，腹响响然，不能大便，取足太阴。

心痛引腰脊，欲呕，取足少阴。心痛，腹胀啬啬⑧然，大便不利，取足太阴。心痛引背，不得息，刺足少阴；不已，取手少阳⑨。心痛引小腹满。上下无常处，便溲难，刺足厥阴。心痛，但短气不足以息，刺手太阴。心痛，当九节刺按之，已⑩刺按之，立已；不已，上下求之，得之立已。

颇痛，刺足阳明曲周动脉⑪见血，立已；不已，按人迎于经，立已。气逆上，刺膺中陷者与下胸动脉。腹痛，刺脐左右动脉，已刺按之，立已；不已，刺气街，已刺按之，立已。痿厥，为四末束悗⑫，乃疾解之，日二，不仁者，十日而知，无休，病已止。哕，以草刺鼻，嚏，嚏而

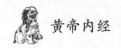

已；无息而疾迎引之，立已；大惊之，亦可已。

【注释】

①响响：腹膨而弹之有声。

②礅礅：流水声。

③犊鼻：穴名，属足阳明胃经，位于膝膑下。

④衄血：凝结的死血。

⑤宛骨：宛，同腕。腕骨，指手太阳小肠经的腕骨穴。

⑥小：《甲乙》卷九第九作"少"。

⑦颔（hàn 颔）之盛脉：《甲乙》卷九第一作"颔"，即下巴。颔之盛脉，指足阳明胃经的颊车穴。

⑧啬啬：形容肠中涩滞不通。

⑨阳：《甲乙》九卷第二作"阴"。

⑩按，已：《太素》卷二十六厥心痛作"水已"。语译仿此。

⑪曲周动脉：动脉环绕一周，称为曲周。当耳下曲颊之端，此外有颊车穴。

⑫四末束：束缚患者的四肢，使其觉得满闷，然后解开，可以帮助气血流通。此为古代的一种导引方法。

【语译】

厥气挟脊生痛，连及头项，头部感觉沉重，两眼视物不清，腰脊强直，应取足太阳经的委中穴，刺络脉出血。

厥气上逆，导致胸中满闷，面部及口唇肿起，突然感到说话困难、甚至于不能说话的，应取足阳明经穴位针刺。

厥气上逆于喉导致不能言语，并伴有手足冰冷、大便不通的，应取足少阴经穴位进行针刺。

经气厥逆，腹部胀满，寒气内盛，腹中肠鸣如水响，大小便困难的，应取是太阴脾经穴位进行针刺。

咽喉干燥，口中觉热，唾液粘稠如胶的，应取足少阴经的穴位进行针刺。膝关节痛，可取足阳明胃经的犊鼻穴，用员利针刺治，出针以后，要间隔片刻再刺。由于员利针的针身大如耗尾，用来刺治膝关节病是没有问题的。

咽喉肿痛阻塞而不能说话的，应取足阳明经穴刺治；能说话的，应取手阳明经穴刺治。

患疟疾，口不渴，隔日发作一次的，应取足阳明的穴位进行针刺；如有口渴现象而每日发作的，就应取手阳明经的穴位进行针治。

牙齿疼痛，喜冷饮的，可在足阳明经取穴针治；如不喜冷饮则取手阳明经的穴位进行针治。

耳聋而不疼痛的，应取足少阳经的穴位刺治；耳聋而疼痛的，应取手阳明经的穴位刺治。

鼻出血不止，并有血块流出的，应取足太阳经穴位针治；出血不多但有血块的，应取手太阳经穴位针治。如血仍不止的，可刺手太阳经的腕骨穴；再不止的，可刺腘横

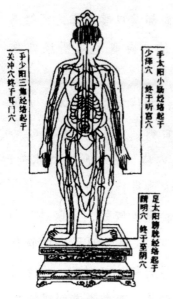

手少阳三焦经络起于关冲穴终于耳门穴

手太阳小肠经络起于少泽穴终于听宫穴

足太阳膀胱经络起于睛明穴终于至阴穴

明正统年间的石刻铜人图中的伏人图摹本，描绘了人体的经络

纹中央委中穴出血。

腰痛，痛而忌寒的，应取足太阳经、足阳明经的穴位针治；如腰痛兼有热感的，应取足厥阴经的穴位针治；腰痛不能前后俯仰的，应取足少阳经的穴位针治，腰痛而兼有内热气喘的，就当取足少阴经穴位针刺并刺膝腘横纹中央的血络。

易怒而不思饮食，话少声微的，应取足太阴经穴位针刺；若发怒而话多且声音大的，应取足少阳经穴位刺治。

腮部作痛的，应针刺手阳明经的穴位及肋部附近充盛的络脉令其出血。

项部疼痛不能上下俯仰的，应针刺足太阳经的穴位；不能左右回顾的，应当针刺手太阳经的穴位。

小腹部胀满膨大，感觉有气上冲胃脘以至心中，身体时热时寒，小便又兼不利的，应取足厥阴经的穴位进行针刺。

腹部胀满，大便不通，腹部胀大，胀闷感觉上及胸部甚至咽喉，以致喘息张口，喝喝作响的，当取足少阴经的穴位进行针刺。

腹部胀满，消化不良，肠鸣有声，大便不通的，治疗时应取足太阴经的穴位进行针刺。

心痛牵引腰背作痛，想要呕吐的，治疗时应取足少阴经的穴位进行针刺。

心痛，腹部胀满，大便涩滞不畅的，治疗时应取足太阴经的穴位。

心痛牵引背部作痛，影响防碍正常呼吸的，应针刺足少阴经穴位；如症状不见好转，应再取手少阳经的穴位。

心痛，牵引小腹胀满，上下作痛而没有固定的部位，大小便困难的，治疗时应取足厥阴经的穴位。

心痛，只感觉气短而呼吸困难的，治疗时应刺手太阴经的穴位。

心痛，治疗时当刺脊椎第九节下的穴位，先在穴位上按揉，刺后，再按揉，可立刻止痛；如仍不止，可在九椎上下的部位寻取与本病有关的穴位配合针刺，穴位准确，痛可立止。

腮部疼痛的，刺足阳明胃经的颊车穴出血之后，可立即止痛，如痛不止，再按压本经的人迎穴，立即止痛。

气逆上冲的，可针刺胸旁陷中的穴位，以及胸下的动脉处。

腹痛的，可以针刺脐部左右的天枢穴，刺后用手按压该处，则可立即止痛；如痛仍不止，再针刺足阳明经的气冲穴，刺后用手按压针孔，则可立即止痛。

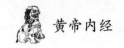

四肢痿软无力而寒冷的痿厥病,治疗时需将患者的四肢绑缚起来,待他有烦闷感觉时立即解开,每天进行两次。假若病人不感觉烦闷,到了十天就会感觉到,不要间断,直到病好为止。

患呃逆之症的,治疗时可用草茎刺激鼻孔,使其打喷嚏,打喷嚏后则呃逆止;或屏住呼吸,待呃逆上冲时,迅速吸气以迎其逆气,就可止住;或当其发作时突然使他大吃一惊,也能治愈。

周痹第二十七

【题解】

周痹是由于邪气侵袭,致使气血不能周流的病证。由于本篇主要论述周痹的症状、病理和治疗等,并讲述了周痹和众痹的区别,故篇名为"周痹"。

【原文】

黄帝问于岐伯曰:周痹之在身也,上下移徙①随脉,其上下左右相应,间不容空,愿闻此痛在血脉之中邪②?将在分肉之间乎?何以致是?其痛之移也,间不及下针;其恫痛③之时,不及定治,而痛已止矣。何道使然?愿闻其故。岐伯答曰:此众痹也,非周痹也。

黄帝曰:愿闻众痹。岐伯对曰;此各在其处,更发更止，更居更起，以右应左，以左应右，非能周也，更发更休也。

黄帝曰：善。刺之奈何？岐伯对曰：刺此者，痛虽已止，必刺其处，勿令复起。

帝曰：善。愿闻周痹何如？岐伯对曰：周痹者，在于血脉之中，随脉以上，随脉以下，不能左右，各当其所。

黄帝曰：刺之奈何？岐伯对曰：痛从上下者，先刺其下以过④之，后刺其上以脱⑤之；痛从下上者，先刺其上以过之，后刺其下以脱之。

黄帝曰：善。此痛安生？何因而有名？岐伯对曰：风寒湿气，客于外分肉之间，迫切而为沫⑥，沫得寒而聚，聚则排分肉而分裂也，分裂则痛，痛则神归⑦之，神归之则热，热则痛解，痛解则厥，厥则他痹发，发则如是。帝曰：善。余已得其意⑧矣。此内不在藏，而外未发于皮，独居分肉之间，真气不能周，故命曰周痹。故刺痹者，必先切循其下之六经⑨，视其虎实，及大络之血结而不通，及虚而脉陷空者而调之，熨而通之，其瘛坚，转引而行之。

黄帝曰：善。余已得其意矣，亦得其事也。九者，经巽⑩之理，十二经脉阴阳之病也。

【注释】

①徙：迁移的意思。

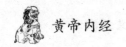

②邪：在此与"耶"音义通。

③愠痛：愠，通蓄。愠痛，积聚而痛，形容疼痛集中在一处。

④过：《甲乙》卷十第一作通。《太素》卷二十八痹论作遇。

⑤脱：解除。

⑥沫：津液被邪所迫而产生的异物。

⑦神归：马元台："神归即气归也。"神，在此指卫气。神归，就是卫气贯于患处之意。

⑧帝曰：善。余已得其意矣：甲乙卷十第一无此句。恐系下文误重。

⑨六经：《甲乙》卷十第一作大经。

⑩巽：顺。

【语译】

黄帝问岐伯道：周痹在身上，是上下移动的，它随着血脉的上下流动而上下，有左右两个，中间没有空隙，希望知道这种痹痛，是在血脉里面呢？还是在分肉里面呢？是怎么得来的？这种痹痛的移动之迅速，简直来不及下针。当它在某处作痛时，未来得及决定针刺，这个部位的疼痛就已经停止了。这是什么道理使其如此的？希望知道其中的缘故。岐伯回答说：这痹病移动到各处，是众痹，不是周痹。黄帝说：想听听众痹的情况。岐伯回答说：这种痹痛移动到各处，它发作了又停止，平定了又长出，右边的痹痛和左边的相应，左边的痹痛和右边的相应，未能周而复始，而是发了又止。黄帝说：讲得好。那末，怎么刺治呢？岐伯回答说：刺这种病，疼痛虽然已经停止了，但还必须刺其痛处，不要让它复发。

黄帝说：讲得好。希望知道周痹的症状如何？岐伯回答说：周痹在血脉里面，它随着血脉上行，又随着血脉下移，不能有左右两处，各有其固定的发病部位。黄帝问：怎么刺法？岐伯回答说：疼痛从上向下移动的，先刺痛处的下部以遏止它的移动，然后刺痛处上部以解除疼痛；疼痛从下向上移动的，先刺痛处的上部以遏止它的活动，然后刺痛处的下部以解除疼痛。黄帝问：这种痹是怎么发生的？是根据什么得名的？岐伯回答说：风邪、寒邪、湿邪停留在外层的肌肉中间，将人体内的津液挤压成稠沫，稠沫受寒就凝聚，稠沫凝聚就排剂肌肉而使肌肉分裂，肌肉分裂就疼痛，肌肉疼痛，神志就专注在痛处，就使阳气聚结而发热，发热就使疼痛缓解，疼痛缓解就气逆，气逆，其他部位的痹就又发生，周痹的发生就是如此。

黄帝说：讲得好。我已经懂得周痹的意思了。这种痹痛，既不在体内的皮肤里，也未散发在体外的皮肤，而是在肌肉中间，使真气不能周流，所以名叫周痹。所以治痹病，必须首先循按痹病之下的三阴经和三阳经，察看六经的虚实，以及十五大络的血郁结通否，经脉虚弱下陷否，

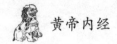

然后加以调理，用熨烫法使经络血气疏通。那拘急坚硬的部位，应转移引导以通气。黄帝说：讲得好。我已经知道周痹的意思了，也懂得刺治的事了。九针能使经络气顺，治疗十二经脉虚实阴阳的各种病症。

卷之六

口问第二十八

【题解】

因篇中介绍的症证大都是日常生活中常见的一些一过性的、无痛苦的症状或者行为等，在一般的医书中很少提及，是岐伯向其师提问，由其师口述回答的，并不在书本之中，故名为"口问"。

【原文】

黄帝闲居，辟①左右而问于岐伯曰：余已闻九针之经，论阴阳逆顺，六经已毕，愿得口问。岐伯避席再拜曰：善乎哉问也！此先师之所口传也。黄帝曰：愿闻口传。岐伯答曰：夫百病之始生也，皆生于风雨寒暑，阴阳喜怒，饮食居处，大惊卒恐。则血气分离，阴阳破败，经络厥②绝，脉道不通，阴阳相逆，卫气稽留，经脉虚空，血气不次，乃失其常。论不在经者，请道其方。

黄帝曰：人之欠者，何气使然？岐伯答曰：卫气昼日行于阳，夜半则行于阴。阴者主夜，夜者卧；阳者主上，阴者主下。故阴气积于下，阳气未尽，阳引而上，阴引而下，阴阳相引，故数欠。阳气尽，阴气盛，则目瞑；阴气尽而阳气盛，则寤矣。写足少阴，补足太阳。

黄帝曰：人之哕者，何气使然？岐伯曰：谷入于胃，胃气上注于肺。今有故寒气与新谷气，俱还入于胃，新故相乱，真邪相攻，气并相逆，复出于胃，故为哕。补手太阴，写足少阴。

黄帝曰：人之唏③者，何气使然？岐伯曰：此阴气盛而阳气虚，阴气疾而阳气徐，阴气盛而阳气绝，故为唏。补足太阳，写足少阴。

黄帝曰：人之振寒者，何气使然？岐伯曰：寒气客于皮肤，阴气盛，阴气虚，故为振寒寒栗。补诸阳。

黄帝曰：人之噫者，何气使然？岐伯曰：寒气客于胃，厥逆从下上散，复出于胃，故为噫。补足太阴、阳明。

黄帝曰：人之嚏者，何气使然？岐伯曰：阳气和利，满于心④，出于鼻，故为嚏。补足太阳荣、眉本。

黄帝曰：人之亸⑤者，何气使然？岐伯曰：胃不实，则诸脉虚；诸脉虚，则筋脉懈惰；筋脉懈惰，则行阴用力，气不能复，故为亸。因其所在，补分肉间。

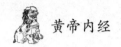

黄帝曰：人之哀而泣涕出者，何气使然？岐伯曰：心者，五藏六府之主也；目者，宗脉之所聚也，上液之道也；口鼻者，气之门户也。故悲哀愁忧则心动，心动则五藏六府皆摇，摇则宗脉感，宗脉感则液道开，液道开故泣涕出焉。液者，所以灌精濡空窍者也，故上液之道开则泣，泣不止则液竭，液竭则精不灌，精不灌则目无所见矣，故命曰夺精。补天柱经侠颈。

黄帝曰：人之太息者，何气使然？岐伯曰：忧思则心系急，心系急则气道约，约则不利，故太息以伸出之。补手少阴、心主、足少阳，留之也。

黄帝曰：人之涎下者，何气使然？岐伯曰：饮食者，皆入于胃，胃中有热则虫动，虫动则胃缓，胃缓则廉泉⑥开，故涎下。补足少阴。

黄帝曰：人之耳中鸣者，何气使然？支伯曰：耳者，宗脉之所聚也，故胃中空则宗脉虚，虚则下，溜脉⑦有所竭者，故耳鸣。补客主人、手大指爪甲上与肉交者也。

黄帝曰：人之自啮舌者，何气使然：岐伯曰：此厥逆走上，脉气辈至也⑧。少阴气至则啮舌；少阳气至则啮颊；阳明气至则啮唇矣。视主病者，则补之。

凡此十二邪者，皆奇邪之走空窍者也。故邪之所在，皆为不足。故上气不足，脑为之不满，耳为之苦鸣，头为之苦倾，目为之眩；中气不足，溲便为之变，肠为之苦鸣；下气不足，则乃为痿厥心悗。补足外踝下，留之。

黄帝曰：治之奈何？岐伯曰：肾主为欠，取足少阴。肺主为哕，取手太阴、足少阴。唏者，阴与⑨阳绝，故补足太阳，写足少阴。振寒者，补诸阳。噫者，补足太阴、阳明。嚏者，补足太阳、眉本。亸，因其所在，补分肉间。泣出，补天柱经侠颈，侠颈者，头中分也。太息，补手少阴、心主、足少阳，留之。涎下，补足少阴。耳鸣，补客主人、手大指爪甲上与肉交者。自啮舌，视主病者，则补之。目眩、头倾，补足外踝下，留之。痿厥、心悗，刺足大指间上二寸，留之；一曰足外踝下，留之。

【注释】

①辟：屏除。与"避"义同。

②厥：《太素》卷二十七十二邪作"决"。

③唏：哀叹。

④心：孙鼎宜："'心'当作'胸'，字误。"

⑤亸（tuǒ 妥）：下垂的样子。指肢体疲困，全身无力的懒惰状态。

⑥廉泉：杨上善："舌上孔，通涎道也。人神守，则其道不开，若为好味所感，神者失守，则其孔开涎出也；亦因胃热虫动，故廉泉开，涎因出也。"

⑦溜脉：溜，流行。溜脉，即流行的经脉，在此指流行过耳的经脉。

⑧此厥逆走上，脉气辈至也：张景岳："厥逆走上则

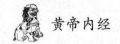

血涌气腾，至生奇疾，所至之处，各有其部。如少阴之脉行舌本，少阳之脉循耳颊，阳明之脉环唇口，故或为肿胀，或为怪痒，各因其处，随而啮之，不独止于舌也。"

⑨与：《甲乙》卷十二第一作盛。

【语译】

黄帝闲暇之时，让左右的人避开，对岐伯说：我已经知道九针在医经上的记载，对论述阴阳经的逆顺走向，手足六经都已经讲完了，我还想了解一下你从别人的口述中得到的医学知识。岐伯离开座位，再行施礼后说：您问的好啊！这些知识都是先师口传给我的，黄帝说：我希望听听这些口传的医学知识。岐伯答道：各种疾病的发生大多由于风雨寒暑，房劳过度，喜怒不节，饮食不调，居处不适，以及严重的惊恐等原因。从而导致了血气分离，阴阳衰竭，经络闭塞，脉道不通，阴阳逆乱，卫气滞留，经脉空虚，气血循行紊乱，于是人体失去了正常状态。这些在古代医经文献上没有记载的病证，请让我来说明其道理及治疗方法吧。

黄帝问：人打呵欠，是什么原因引起的？岐伯回答说：卫气白天行于阳分，夜间行于阴分。阴气主夜主静，故入夜则多睡眠；阳气主升而向上，阴气主沉降而向下。人在夜晚要睡眠时候，阴气聚集于下，阳气还未全入阴分，阳引阴气向上，阴引阳气向下，阴阳上下相引，于是连连呵欠。等到阳气都入于阴分，而阴气盛时，就会闭目入睡；若天明阴气渐退而阳气盛时，人就醒了。对于这种情况，应泻足少阴肾经，补足太阳膀胱经。

黄帝问：人发生呃逆，是什么原因引起的？岐伯回答说：在正常情况下，饮食物入胃，经过胃的熟腐、脾的运化，将水谷精微上注到肺。现在胃已感受寒气，又新进饮食，寒邪与食滞都留于胃中，新进的饮食与原有的寒气两相扰乱，邪正相争，邪气与胃气相互搏结而同时上逆，从胃中倒行而出，所以发生呃逆。治疗时，应补手太阴肺经，泻足少阴肾经。

黄帝问：人发生哀叹，是什么原因引起的？岐伯回答说：这是由于阴气盛而阳气虚，阴气运行疾速而阳气运行缓慢，甚至阴气过盛而阳气衰微，所以发生哀叹。治疗时，应补足太阳经，泻足少阴经。黄帝问：人发冷战抖，是什么原因引起的？岐伯回答说：由于寒邪侵入皮肤，阴寒之气偏盛，体表阳气偏虚，所以出现发冷、战抖的症状。治疗时，当采用温补各阳经的方法。

黄帝说：人发生嗳气，是什么原因引起的？岐伯回答说：寒邪侵入胃中，厥逆之气从下向上运行，再从胃中而出，所以就出现嗳气。治疗时，应该补足太阴脾经和足阳明胃经。

黄帝说：人打喷嚏，是什么原因引起的？岐伯回答说：阳气和利，布满心胸而上出于鼻，成为喷嚏。治疗时

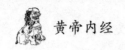

应补足太阳荥穴通谷，以及眉根部的攒竹穴。

　　黄帝问：人发生全身无力，疲困懈惰，是什么原因引起的？岐伯回答说：胃气虚，不能供给各经脉以充足的营养，以致各经脉皆虚；各经脉皆虚，就会导致筋脉懈惰无力；筋脉懈惰，若再强力入房，则元气不能恢复，于是就发生了懈惰无力的弹证。治疗时，应根据病变发生的所在部位，在分肉间施以补法。

　　黄帝问：人因悲哀而涕泪皆出，是什么原因引起的？岐伯回答说：心是五脏六腑的主宰；眼睛是众多经脉聚会的地方，也是津液由上而外泄的道路；口和鼻是气出入的门户。人的悲哀忧愁等情志变化，首先刺激心神，心神不安则影响到其他腑腑和经脉，从而使眼及鼻的液道开张，涕泪就由此而出。人体的津液，有渗灌精微物质濡养空窍的作用，所以在上的液道开张就流泪，哭泣不止则精液耗竭，而不能灌输精微以濡养空窍，所以目无所见，这叫做"夺精"。治疗时应补足太阳经在后项部的天柱穴。

　　黄帝问：人有叹气，是什么原因引起的？岐伯回答说：忧愁思虑则心系急迫，心系急迫就约束气道，气道被约则呼吸不利，所以不时作深呼吸以伸展其气。治疗时，应补手少阴经、手厥阴经、足少阳经，采用留针的方法。

　　黄帝问：人流口涎，是什么原因引起的？岐伯回答说：饮食入胃，若胃中有热，寄生虫因热而蠕动，致使胃气弛缓，胃缓则舌下廉泉开张而流口涎。治疗时，应补足少阴肾经。

黄帝问：人发生耳鸣，是什么原因引起的？岐伯回答说：耳是众多经脉集聚之处，如胃中空虚，水谷精气供给不足，则众脉必虚，众脉虚则清阳不升，精微不得上荣，上行入耳的经脉气血不充而有耗竭的趋势，所以耳中鸣响。治疗时，应在足少阳胆经的客主人穴，及位于手大指爪甲角的手太阴肺经少商穴施以补法。

黄帝问：人有时自咬其舌，是什么原因引起的？岐伯回答说：这是由于厥逆之气上升，影响各经脉，经脉之气分别上逆所致。如少阴脉气上逆，就会咬舌；少阳脉气上逆，就会咬颊部；阳明脉气上逆就会咬口唇。治疗时，应视其被咬的部位所属经脉，而施行补法。

上述十二种病证，都是奇邪侵入孔窍造成的。而邪气所以能侵害这些部位，都是由于正气不足。凡上部正气不足，则脑髓不充，耳中鸣响，头觉倾斜，两目昏眩；中部正气不足，就会出现二便失调，腹中肠鸣；下部正气不足，就会出现两足痿弱无力或厥冷，心胸满闷。治疗时，补足太阳经位于足外踝后部的昆仑穴，并用留针法。

黄帝问：上述各病证，该怎样治疗呢？岐伯回答说：肾主呵欠，治疗宜取足少阴肾经；肺主呃逆，治疗宜取手太阴肺经及足少阴肾经；哀叹是由于阴盛阳衰，所以要补足太阳膀胱经、泻足少阴肾经；发冷战抖，宜补各阳经；嗳气，宜补足太阴脾经和足阳明胃经；喷嚏，宜补足太阳

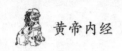

膀胱经的攒竹穴；肢体懈惰无力，应根据发病部位，补分肉间；哭泣涕泪俱出的，宜补位于项后中行宜补足少阴肾经；耳鸣，宜补足少阴胆经的客主人穴，以及位于手大指爪甲角部的手太阴肺经的昆仑穴，用留针法；肢痿无力而厥冷，心胸窒闷的，宜刺足大趾本节后二寸处，用留针法，另有治此病用针刺足外踝后的昆仑穴，也用留针法。

师传第二十九

【题解】

本篇首先提出了医生思想方法的重要，应懂得"顺"的道理，"顺者非独阴阳脉气之逆顺"，而是在治疗时，要"临病人问所便"，医患取得合作，才能作出正确的诊断与合理的治疗。其次在望诊上，着重提出身形、肢节、䐃肉与脏腑的关系，充分反映了"脏居于中，形见于外"的意义。以上两点，由于是弗著于方，乃先师心传的经验，故以"师传"名篇。

【原文】

黄帝曰：余闻先师，有所心藏，弗著于方①。余愿闻而藏之，则而行之，上以治民，下以治身，使百姓无病，上下和亲，德泽下流，子孙无忧，传于后世，无有终时，可得闻乎？岐伯曰：远乎哉问也。夫汉民与自治，治彼与治此，治小与治大，治国与治家，未有逆而能治之也，夫惟顺而已矣。顺者，非独阴阳脉论气之逆顺也，百姓人民，皆欲顺其志也。

【注释】

①方：古代记载文字的木板。《管子》霸形："削方墨笔。"房注："方，谓版牍也。"按：版牍即记载文字之木板。

【语译】

黄帝说：我听说先师有一些学习心得，没有在著作之中记载下来，我想知道这些心得，把它牢牢记住，作为准则来加以奉行，这样既可治疗别人的疾病，又可以作自己医疗保健的参考，使百姓都不受疾病的痛苦，上下亲和愉快，把这个好处遗给后人，让子子孙孙不因疾病而忧虑，让后世无休止地把这经验永远流传，我可以听你讲讲这些心得吗？岐伯说：你提到的问题真够深远啊！不论治民、治身，治彼、治此，治理小范围的问题还是大范围的问题，治国还是理家，没有倒行逆施可以治理好的，只有顺应客观规律，才能行得通呀！所谓顺，并不单纯指医学上的阴阳、经脉、气血的逆顺，就连政治方面的问题也是如此，对待官员和普通的老百姓，也都应该顺应他们意志的。

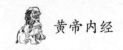
【原文】

黄帝曰：顺之奈何？岐伯曰：入国问俗，入家问讳，上堂问礼，临病人问所便①。黄帝曰：便病人奈何？岐伯曰：夫中热消瘅②则便寒；寒中之属则便热。胃中热则消谷，令人县心③善饥，脐以上皮热；肠中热则出黄如糜④，脐以下皮寒。胃中寒，则热则胀而且泄；胃中热、肠中寒则疾饥，小腹痛胀。

【注释】

①便：适宜的意思。病人之所便，实指如何使病人更安适、更减少痛苦的条件与要求。如下文所谈"寒中之属则便热"，是说受了寒的病人多喜热，此热即为病人之所便。《类经》十二卷第二注："便者，相宜也，有居处之宜否，有动静之宜否，有阴阳之宜否，有寒热之宜否，有性情之宜否，有气味之宜否。临病人而失其宜，施治必相左矣。故必问病人之所便，是皆取顺之道也。"

②中热消瘅：因热而致之消渴病，分上、中、下三消，此指中消，其表现为多食，易

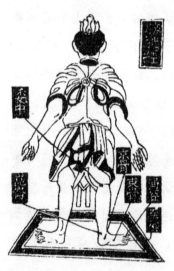

《铜人图经》
五输穴图中的膀胱经图

饥。《太素》卷二顺养注："中，肠胃中也。肠胃中热，多消饮食，即消瘅病也。瘅，热也，热中宜以寒调。"另，《素问》通评虚实论王注："消，谓内消。瘅，谓伏热。"

⑥县心：县，同悬。悬心，指胃脘空虚的感觉。

④出黄如糜：指粪便如黄色的稀粥。

【语译】

黄帝说：怎样做才算是顺呢？岐伯说：到了一个国家，要先了解当地的风俗习惯，到了一个家庭，要先了解人家有什么忌讳，进到正室里，要问清礼节，临证时，要问清病人的恶欲，借以确定疾病的性质。黄帝说：怎样通过了解病人的喜好来了解疾病的性质？岐伯说：因内热而致多食易饥的消瘅病，病人欲寒，得寒则舒；属于寒邪内侵一类的病，病人欲热，得热则舒；胃中有热；则谷食易化而常有饥饿感，胃脘空虚难忍。脐以上的腹部发热；肠中积热，则排泄黄色的稀粥样的粪便，脐下小腹部发热。胃中寒，则出现腹胀；肠中寒，则肠鸣、便泄、粪便中有没经消化的谷食。胃中寒、肠中热的寒热错杂证，则见腹胀而且便泄；胃中热、肠中寒的错杂证则易饥而又小腹胀痛。这些都可作判定疾病性质的参考。

【原文】

黄帝曰：胃欲寒饮，肠欲热饮，两者相逆，便之奈何？且夫王公大人，血食①之君，骄恣从欲，轻人而无能

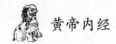

禁之，禁之则逆其志，顺之则加其病，便之奈何？治之何先？岐伯曰：人之情，莫不恶死而乐生，告之以其败，语之以其善，导之以其所便，开之以其所苦，虽有无道之人，恶有不听者乎？

【注释】

①血食：指吃荤而言，生活优裕，饮食中多有动物性食物，即曰血食。

【语译】

黄帝说：胃中有热的欲得寒饮，肠中有寒的欲得热饮，本身的病在性质上就互相矛盾，怎样做才能适应病人的需要？还有那些高官厚禄，养尊处优，整天吃着膏粱厚味的大人们，骄傲自大，恣意妄行，他们看不起人，受不得一点约束，医生的嘱咐，若一定让他去遵守，就会违逆了他的情志，但若任从他的欲望，却会加重其病情，在这个时候，如何措置才算得宜呢？岐伯说：愿意活而不愿意死，这是人之常情，遇有上述情况，应对病人进行说服和开导，告诉他不遵医嘱的危害，说清楚遵从医嘱对恢复健康的好处，同时诱导病人创造适宜治愈疾病所需的条件，让他明白不适应病情将会有更大的痛苦，这样做了之后，即使有不通情理的人，哪里还会听不进去呢？

【原文】

黄帝曰：治之奈何？岐伯曰：春夏先治其标，后治其本；秋冬先治其本，后治其标①。黄帝曰：便其相逆者奈何②？岐伯曰：便此者，食饮衣服，亦欲适寒温，寒无凄怆，暑无出汗。食饮者，热无灼灼，寒无沧沧，寒温中适，故气将持，乃不致邪僻也。

【注释】

①春夏先治其标……后治其标：《太素》卷二顺养注：本，谓根与本也。标，谓枝与叶也。春夏之时，万物之气上升在标，秋冬之时，万物之气下流在本。候病所在，以行疗法，故春夏取标，秋冬取本也。"《类经》十二卷第二注："春夏发生，宜先养气以治标，秋冬收藏，宜先固精以治本。"

②便其相逆者奈何：杨上善曰："谓适于口则害于身，违其心而利于体者奈何。"

【语译】

黄帝说：怎样治疗呢？岐伯说：春夏之时，应先治其在外的标病，后治其在内的本病，因此时人体适应天时而阳气生发向外；秋冬之时，应先治其在内的本病，后治其在外的标病，因此时人体适应天时而精气收敛闭藏。黄帝说：对那种意志与病情矛盾的情况如何措置才算适宜？岐伯说：顺应这样的病人，在饮食衣服方面，也应注意使他寒温适中，天冷时，衣服要加厚，不要着凉，天热时，衣服要单薄，不要使他热得出汗，饮食也不要过冷过热。寒

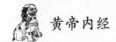

热适中，病人正气就能支持不愈，邪气就不能进一步侵
害了。

【原文】

黄帝曰：本脏^①以身形支节䐃肉^②，候五脏六腑之小
大焉。今夫王公大人，临朝即位之君而问焉，谁可扪循^③
之而后答乎？岐伯曰：身形支节者，脏腑之盖也，非面部
之阅也。黄帝曰：五脏之气，阅于面者，余已知之矣，以
肢节知而阅之奈何？岐伯曰：五脏六腑者，肺为之盖，巨
肩陷咽，候见其外。黄帝曰：善。岐伯曰：五脏六腑，心
为之主，缺盆为之道，骺骨^④有余，以候䯏骺^⑤。黄帝曰：
善。岐伯曰：肝者主为将，使之候外，欲知坚固，视目小
大。黄帝曰：善。岐伯曰：脾者，主为卫，使之迎粮，视
唇舌好恶，以知吉凶。黄帝曰：善。岐伯曰：肾者主为
外，使之远听，视耳好恶，以知其性。黄帝曰：善。愿闻
六腑之候。

【注释】

①本脏：本书第四十七篇篇名。

②䐃（jǒng 窘）肉：肌肉突起的部分。

③扪循：按循、抚摸。

④骺（kuò 括）骨：指胸骨上方锁骨内侧端部分。沈
彤《释骨》："此骺骨乃谓缺盆骨两旁之端，即肩端
骨也。"

⑤髑骬（hé yú 合于）：指胸骨下剑突部位，俗称蔽心骨。

【语译】

黄帝说：本脏篇中说到根据人的形体、四肢、关节、胭肉等的情况，可以测知五脏六腑的大小。但是若当朝的统治者和王公大人们想知道自己的身体情况，医生又不能随便地按扪抚摸加以检查，那怎么回复他们呢？岐伯答说：身形肢节，覆盖在五脏六腑的外部而与内脏有一定的关系，观察这些，确实可以知道内脏的情况，但观察身形肢节并不象观望面色以察五脏精气虚实那样的简单。黄帝说：从面部色泽来察知五脏精气的盛衰，这些道理，我已经懂得了。但从肢节形体的表现来察知内脏的情况究竟是怎样的？岐伯说：肺位最高，为五脏六腑之华盖，根据肩部的上下动态，咽部的升陷情况，可以推测肺的虚实。黄帝说：对。岐伯继续说：心为五脏六腑的主宰，缺盆为血脉的通路，观察缺盆两旁的肩端骨距离远近，再配合观察胸骨剑突的长短等，可以测知心脏的小大坚脆等情况。黄帝说：好。岐伯说：肝为将军之官，开窍于目，欲知肝脏的坚固情况，可以看眼睛的大小。黄帝说：对。岐伯说：脾主水谷精微的运化和输布，从而充实人体卫外能力，它的强弱，直接表现在食欲方面，所以了解唇舌口味的好坏，可以知道脾脏的虚实和脾病的吉凶。黄帝说：对。岐

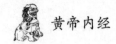

伯又说：肾脏的功能，表现在外的就是人的听觉，因肾开
窍于耳，根据耳的听力的强弱，就可判断肾脏的虚实。黄
帝说：好。希望再听你讲一下测候六腑的方法。

【原文】

岐伯曰：六腑者，胃为之海，广骸①，大颈，张胸，
五谷乃容。鼻隧②以长，以候大肠，唇厚，人中长，以候
小肠。目下果③大，其胆乃横。鼻孔在外，膀胱漏泄。鼻
柱中央起，三焦乃约④，此所以候六腑者也。上下三等⑤，
脏安且良矣。

【注释】

①骸：颊肉。

②鼻隧：此指鼻道而言。

③下果：下眼胞。

④约：好的意思。《广雅》释诂："约，好也"。一
说，作约束解。姑从前义。

⑤上下三等：三，指面部三个区域，自发际至印堂为
上部；自山根至鼻准为中部；自人中至颏部下缘为下部。
此三个部位的距离相等，谓上下三等。

【语译】

岐伯说：六腑的测候方法是这样的：胃为水谷之海，
若颊部肌肉丰满，颈部粗壮，胸部开阔，胃容纳水谷的量
就多。鼻道是否深长，可测知大肠的状况。口唇的厚薄，

人中的长短，可测候小肠。下眼胞大，胆气就强。鼻孔掀露于外，则膀胱易于漏泄。鼻梁高起的，三焦正常。这就是测候六腑的一般情况。面部的上、中、下三个部位距离相等的，一般说来，内脏是安好的。

决气第三十

【题解】

决，分别、辨别之意。本篇主要论述了将人体之气（主要是水谷精微之气）分为精、气、津、血、脉六种气，故以"决气"名篇。

【原文】

黄帝曰：余闻人有精、气、津、液、血、脉，余意以为一气耳，今乃辨为六名，余不知其所以然。岐伯曰：两神相搏①，合而成形，常先身生，是谓精。何谓气？岐伯曰：上焦开发，宣五谷味，熏肤充身泽毛，若雾露之溉，是谓气。何谓津？岐伯曰：腠理发泄，汗出溱溱②，是谓津。何谓液？

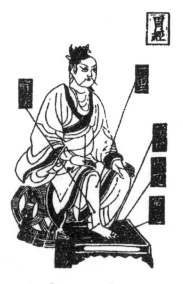

《铜人图经》
五输穴图中的胃经图

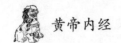

岐伯曰：谷入气满，淖泽③注于骨，骨属屈伸，泄泽补益脑髓，皮肤润泽，是谓液。何谓血？岐伯曰：中焦受气取汁，变化而赤，是谓血。何谓脉？岐伯曰：壅遏④营气，令无所避，是谓脉。

【注释】

①两神相搏：指男女媾合。

②汗出溱溱（zhēn zhēn 珍珍）："溱"与"蓁"通。《诗》桃夭："其叶蓁蓁。"《通典》礼十九作"其叶溱溱"。毛传："蓁蓁，至盛貌。"这里形容汗出盛多。

③淖（nào 闹）泽：濡润之意。

④壅遏：限制的意思。

【语译】

黄帝说：人的精、气、津、液、血、脉，我认为都是一气所生，现在把它分为六种名称，我不懂这是怎么回事。岐伯说：男女交合之后，可以产生新生命，在形体出现之前形成的物质叫做精。黄帝问：什么是气？岐伯答：上焦将饮食精微宣发布散到全身各部，以温煦皮肤，充实形体，润泽毛发，象雾露灌溉着各种生物一样，这就叫做气。黄帝问：什么叫做津？岐伯说：肌腠疏泄，流出大量的汗液，这汗液就叫做津。黄帝问：什么叫做液？岐伯说：水谷入胃以后，化生精微，向全身布散，使全身精气充满，渗润骨髓，使骨骼关节屈伸自如，流泄润泽于脑，以补益脑髓，渗润皮肤，使皮肤滑润，这渗润于骨、脑和皮肤的精微物质就称为液。黄帝问：什么叫做血？岐伯说：中焦脾胃消化了饮食物，其中精微物质，经气化作用变成红色液体，这就叫做血。黄帝问：什么叫做脉？岐伯说：限制营血，使其不向外流溢的管道，就叫做脉。

【原文】

黄帝曰：六气者，有余不足，气之多少，脑髓之虚实，血脉之清浊，何以知之？岐伯曰：精脱者，耳聋；气脱者，目不明；津脱者，腠理开，汗大泄；液脱者，骨属屈伸不利，色夭，脑髓消，胫痠，耳数鸣；血脱者，色白，夭然不泽；脉脱者，其脉空虚，此其候也。

【语译】

黄帝问：上述精、气、津、液、血、脉六气的有余不足，气的多少，脑髓的虚实，血脉的清浊等，怎样知道呢？岐伯答：精虚的，会发生耳聋；气虚的，眼睛看不清东西；津虚的，腠理开泄，大量出汗；液虚的，骨胳连接处的关节屈伸不利，面色枯槁不润，脑髓不充满，小腿发痠，时作耳鸣等；血虚的，肤色苍白枯槁；脉脱的，脉道空虚下陷，从这些方面就可以了解六气的有余不足等问题。

【原文】

黄帝曰：六气者，贵贱^①何如？岐伯曰：六气者，各

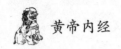

有部主^②也，其贵贱善恶^③，可为常主^④，然五谷与胃为大海也。

【注释】

①贵贱：指重要与否。

②部主：指六气的统领脏器，如肾主精、心主血脉等。

③善恶：善，正常；恶，反常。

④常主：指六气固定的统领脏器。

【语译】

黄帝问：六气的重要性各有什么不同？岐伯说：六气都分别有它自己的统领的脏器，所以它们在人体中的重要性以及正常失常等，都因这些固定的主管脏器的情况而定。虽然如此，但六气都由五谷精微所化生，而这些精微又都化生于胃，所以胃是这六气化生的源泉。

肠胃第三十一

【题解】

本篇主要内容从解剖角度介绍了古代对消化道的认识，其中以肠胃为主体，故以"肠胃"名篇。

【原文】

黄帝问于伯高曰：余愿闻六腑传谷者，肠胃之小大长短，受谷之多少余何？伯高曰：请尽言之，谷所从出入浅深远近长短之度：唇至齿长九分，口广二寸半，齿以后至会厌①，深三寸半，大容五合②；舌重十两，长七寸，广二寸半；咽门重十两，广一寸半，至胃长一尺六寸③；胃纡曲屈，伸之，长二尺六寸，大一尺五寸，径五寸，大容三斗五升；小肠后附脊，左环回周迭积，其注于回肠者，外附于脐上，回运环反十六曲，大二寸半，径八分分之少半，长三丈二尺；回肠当脐，右环回周叶积而下，回运环反十六曲，大四寸，径一寸寸之少半，长二丈一尺；广肠傅脊，以受回肠，左环叶积上下，辟大八寸，径二寸寸之大半，长二尺八寸。肠胃所入至所出，长六丈四寸四分，回曲环反，三十二曲也。

【注释】

①会厌：当气管与食道交会处。在呼吸或谈话时，会厌开启以通气，在吞咽或呕吐时，会厌将气管盖住，以免食物等进入呼吸道。

②合（gě 阁）：容积单位，每升为十合。此处所谈之斗、升、合等的容量，与现代不同。

⑧一尺六寸：此指食道之长度，其中尺寸为古代度制标准，与现代不同。

【语译】

黄帝问伯高说：我想了解一下六腑中负责饮食物消化

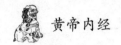

传导的器官肠胃等的大小、长短、受盛水谷的多少是怎样的？伯高说：请让我详细地谈谈从饮食物入口一直到废物的排出，所经过的所有消化道的深浅、远近、长短等情况：自唇到牙齿长九分，口的宽度是二寸半，从牙齿之后到会厌，深三寸半，整个口腔可容五合的食物；舌的重量为十两，长七寸，宽二寸半；咽门重十两，宽一寸半；自咽门到胃为一尺六寸；胃体是弯曲的，伸直了长二尺六寸，周围长一尺五寸，直径五寸，容积二斗五升；小肠的后部附于脊部，从左向右环绕堆迭，下接回肠，外附于脐之上方，共有十六个弯曲，周围二寸半，直径不到八分半，长三丈二尺；回肠在脐部开始向右环绕而重迭，也有十六个弯曲，周围四寸，直径不到一寸半，长两丈一尺；广肠附着于脊部，接受回肠的内容物，向左环绕盘迭脊部上下，周围八寸，直径二寸半有余，长二尺八寸。整个消化道从食物入口算起直到糟粕排出，总长六丈四寸四分，有弯曲的地方三十二处。

平人绝谷第三十二

【题解】

平人即正常粉，绝谷指不饮不食。由于本篇重点在于论述正常人不进饮食后死亡的日期及其机理，以突出说明胃肠摄饮食、补充营养是维持生命的关键，故以"平人绝谷"名篇。

【原文】

黄帝曰：愿闻人之不食，七日而死何也？伯高曰：臣请言其故。胃大一尺五寸，径五寸，长二尺六寸，横屈，受水谷三斗五升，其中之谷常留二斗，水一斗五升而满。上焦泄气，出其精微，慓悍滑疾，下焦下溉诸肠。小肠大二寸半，径八分分之少半，长三丈二尺，受谷二斗四升，水六升三合合之大半。回肠大四寸，径一寸寸之少半，长二丈一尺，受谷一斗，水七升半。广肠大八寸，径二寸寸之大半，长二尺八寸，受谷九升三合八分合之一。肠胃之长，凡五丈八尺四寸①，受水谷九斗二升一合合之大半，此肠胃所受水谷之数也。平人则不然，胃满则肠虚，肠满则胃虚。更虚更满，故气得上下，五藏安定，血脉和利，精神乃居。故神者，水谷之精气也。故肠胃之中，当②留谷二斗，水一斗五升。故平人日再后③，后二升半，一日中五升，七日五七三斗五升，而留水谷尽矣。故平人不食饮七日而死者，水谷精气津液皆尽故也。

【注释】

①凡五丈八尺四寸：此数再加上篇唇至齿长九分，齿至会厌长三寸半，咽门至胃长一尺六寸，共为六丈零四寸四分，这样与篇之总数相符。

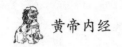

②当：《甲乙》卷二第七、《太素》卷十三肠度均作"常"。

③日再后：一日两次大便的意思。

【语译】

黄帝说：希望听听一般人不吃食物，七天就会死亡，这是什么缘故？伯高说：让我讲讲其中的道理吧！胃周长一尺五寸，直径五寸，长二尺六寸，横置屈曲于腹部，可以容纳水谷三斗五升，其中二斗物、一斗五升水液胃就充满了。通过上焦布散精气，将饮食物的精微散布营养全身，其中一部分为运行快速滑利的卫气，其余的向下焦传入肠中。小肠周长二寸半，直径八分又三分之一，长三丈二尺，能容纳谷物二斗四升，水六升三合又三分之二合。回肠周长四寸，直径一寸又三分之一，长二丈一尺，能容纳谷物一斗，水七升半。直肠周长八寸，直径二寸又三分之二，长二尺八寸，能容纳谷物九升三合又八分之一合。肠胃的总长度，计五丈八尺四寸，能容纳水谷九斗二升一合又三分之二合，这就是肠胃能够容纳水谷的数量。但人平时并不是这样，因为当胃中充满水谷时，肠中是空虚的，当水谷注满到肠中时，则胃中又空虚了。肠胃交替地虚和满，所以气机才能上下通达，五脏功能就会正常，血脉运行通利，精神才能健旺。所以说神就是水谷之精气所化生而成的。由于肠胃之内，经常存留谷物二斗，水一斗五升，因而一般健康人，每天排便二次，每次排出二升半，一天就排便五升，七天则能排便三斗五升，这样就会将肠胃里所存留的水谷完全排尽。所以一般人如果七天不进饮食，就会死亡，这是由于水谷精气津液都已竭尽的缘故。

海论第三十三

【题解】

"海"是百川汇聚之所，又是自然界生物赖以生存的水分之源。本篇运用取象比类的方法，以自然界东西南北四海为比喻，来说明胃、冲脉、膻中、脑在人体生命活动中的重要性，并称之为"人之四海"，故以"海论"名篇。

【原文】

黄帝问于岐伯曰：余闻刺法于夫子，夫子之所言，不离于营卫血气。夫十二经脉者，内属于府藏，外络于肢节，夫子乃合之于四海乎？岐伯答曰：人亦有四

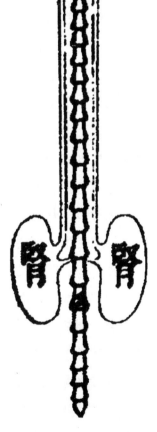

明代张介宾《类经图翼》脏腑图中的肾脏图

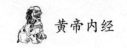

海①、十二经水。经水者，皆注于海，海有东、西、南、北，命曰四海。

黄帝曰：以人应之奈何？岐伯曰：人有髓海，有血海，有气海，有水谷之海。凡此四者，以应四海也。

黄帝曰：远乎哉！夫子之合人天地四海也，愿闻应之奈何？岐伯答曰：必先明知阴阳、表里、荥输②所在，四海定矣。

黄帝曰：定之奈何？岐伯曰：胃者，水谷之海，其输上在气街，下至三里。冲脉者，为十二经之海，其输上在于大杼，下出于巨虚之上下廉。膻中者，为气之海，其输上在于柱骨之上下③，前在于人迎。脑为髓之海，其输上在于其盖④，下在风府。

黄帝曰：凡此四海者，何利何害？何生何败？岐伯曰：得顺者生，得逆者败；知调者利，不知调者害。

黄帝曰：四海之逆顺⑤奈何？岐伯曰：气海有余者，气满胸中，悗息，面赤；气海不足，则气少不足以言。血海有余，则常想其身大，怫然⑥不知其所病；血海不足，亦常想其身小，狭然⑦不知其所病。水谷之海有余，则腹满；水谷之海不足，则饥不受谷食。髓海有余，则轻劲多力，自过其度⑧；髓海不足，则脑转耳鸣，胫痠眩冒，目无所见，懈怠安卧。黄帝曰：余已闻逆顺，调之奈何？岐伯曰：审守其输，而调其虚实，无犯其害。顺者得复，逆者必败。帝曰：善。

【注释】

①四海：海，汇聚的意思。人身髓、气、血以及饮食物所汇聚之处，称做"四海"。

②荥输：在此泛指四海所流注的穴位。

③柱骨之上下：柱骨，亦称天柱骨、项骨。柱骨之上下，指督脉经的哑门穴与大椎穴。

④盖：指脑盖骨。

⑤逆顺：保持正常，或虽有病而趋向好转者为顺；发生病变，甚至逐渐恶化的为逆。

⑥怫然，郁闷的形容词。

⑦狭然：狭小的形容词。

⑧自过其度：超过正常人的一般水平。

【语译】

黄帝问岐伯道：你讲刺法时，总是离不开营卫气血。人体中运行营卫气血的十二经脉，在内联属于五脏六腑，在外联络于肢体关节，你能把它们与四海联系起来吗？岐伯回答说：人体也有四海和与十二经脉相应的十二经水，经水都留注于海中，自然界有东、南、西、北四个海，因此将此称为四海。

黄帝说：人体是怎样与四海相应的呢？岐伯说：人体有髓海、血海、气海、水谷之海，这四海与自然界的四海相应。

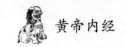

　　黄帝说：这实在是一个很精深的问题，你把人身的四海与自然界的四海联系在一起，他们是怎样相应的呢？岐伯回答说：必须先明确人身的阴阳、表里及经脉荥、输穴等的分布情况，才可以确定人身的四海。

　　黄帝说：怎样确定四海及经脉重要穴位的位置呢？岐伯说：胃受纳水谷，故为水谷之海。胃的气血所输注的重要穴位，在上为气冲穴，在下为足三里穴；冲脉与十二经联系密切，故为十二经之海。冲脉的气血所输注的重要穴位，在上为大杼穴，在下为上巨虚和下巨虚；膻中是宗气汇聚的地方，所以称为气海。膻中的气血所输注的重要穴位，在上部为天柱骨上的痖门穴和天柱骨下的大椎穴，在前面的有人迎穴；脑中充满髓液，所以脑为髓，脑的气血所输注的重要穴位，在上部脑盖中央的百会穴，在下为风府穴。

　　黄帝说：这四海，怎样滋助和损害人体呢？又是怎样促进和耗败生命活动的呢？岐伯说：如人身四海功能正常，生命力就旺盛；若四海功能失常，人的生命活动就会减弱。调养四海，就有利于身体健康，不善于调养四海，身体就会遭受损害。

　　黄帝说：四海的正常和反常情况是怎样的呢？岐伯说：如人的气海邪气有余，就会出现胸中满闷，呼吸急促，面色红赤的症状；如气海正气不足，就会出现气少而说话无力。如人的血海邪气有余，就会常常感到自己身体庞大，郁闷不舒，但又不知道有什么病。若人的水谷之海邪气有余，就会得腹满的病；如水谷之海正气不足，就会出现饥饿但却不欲进食的症状。如髓海邪气有余，动作就会表现为过于轻快有力，行动无度；髓海正气不足，就会出现头晕眩、耳鸣、目眩、腿酸软无力、目盲，周身懈怠懒动，常欲安卧等症状。

黄帝说：又怎样治疗四海的疾病呢？岐伯说：应诊察四海输注的各个要穴，并调节它们的虚实，但不要违反虚补、实泻的治疗原则，以免造成严重的后果。按照这条原则去治疗，就能使身体康复，否则，就会有死亡的危险。

黄帝说：讲得真好！

五乱第三十四

【题解】

本篇论述了营卫逆行、清浊相干、气机紊乱、阴阳相悖所致的病症和治疗，列举了气乱于心、气乱于肺、气乱于肠胃、气乱于臂胫、气乱于头五种乱证的症状和治法，故以"五乱"名篇。

【原文】

黄帝曰：经脉十二者，别为五行，分为四时，何失而乱？何得而治？岐伯曰：五行有序，四时有分，相顺则

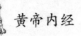

治，相逆则乱。

【语译】

人的十二经脉分属于五行，并和四时变化密切相应，怎样就会引起失调而功能紊乱？怎样就能达到正常？岐伯说：木、火、土、金、水五行的生克各有一定的秩序，春夏秋冬四季变化，也各有一定的规律，人的经脉气血的活动与五行、四时的变化规律相符合，相适应，就会正常，相违背，就会功能反常和紊乱。

【原文】

黄帝曰：何谓相顺而治？岐伯曰：经脉十二者，以应十二月。十二月者，分为四时。四时者，春秋冬夏，其气各异，营卫相随，阴阳已和，清浊不相干，如是则顺之而治。

【语译】

黄帝说：什么叫相顺而治？岐伯说：人身的十二经脉，与一年的十二个月分相应。十二个月又分为四季，也就是春夏秋冬，这四季气候各不相同，人体与其相适应，也有相应的差别。如果在这自然变化的影响之下，营卫之气内外相随，运行有序，阴阳协调，清浊的升降也互不干犯，这就适应了自然而达到经脉功能正常，叫做相顺而治。

【原文】

黄帝曰：何谓相逆而乱？岐伯曰：清气在阴，浊气在阳，营气顺脉，卫气逆行，清浊相干，乱于胸中，是谓大悗。

【语译】

黄帝说：什么叫做相逆而乱？岐伯说：清阳之气应上升，居于上部外部，浊阴之气应沉降，居于下部和内部，若清气不能升散，而反居于下部和内部，浊气不能沉降而反居于上部和外部，这就是经气逆乱的表现。营气顺脉而行，而卫气的循行却不按常规，这和上面说的情况一样，都属于清浊混淆、阴阳紊乱。乱于胸中的，则使人十分烦闷。

【原文】

故气乱于心，则烦心密嘿，俯首静伏；乱于肺，则俯仰喘喝，接手以呼；乱于肠胃，则为霍乱；乱于臂胫，则为四厥；乱于头，则为厥逆，头重眩仆。

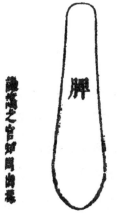

【语译】

气乱于心，则心神烦躁，沉默少言，垂头无力而懒动；气乱于肺，则呼吸不利，气喘

明代张介宾《类经图翼》脏腑图中的脾脏图

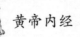

喝喝，俯仰不安，两手交叉于胸部以呼气；气乱于肠胃，则成上吐下泻、升降失常的霍乱症；气乱于四肢，会造成四肢厥冷；气乱于头，就会发生气逆上冲，头重脚轻，眩晕仆倒的病症。

【原文】

黄帝曰：五乱者，刺之有道乎？岐伯曰：有道以来，有道以去，审知其道，是谓身宝黄帝曰：善。愿闻其道。岐伯曰：气在于心者，取之手少阴、心主之输；气在于肺者，取之手太阴荥、足少阴输；气在于肠胃者，取之足太阴、阳明，不下者，取之三里；气在于头者，取之天柱、大杼，不知，取足太阳荥输；气在于臂足，取之先去血脉，后取其阳明、少阳之荥输。

【语译】

黄帝说：对五乱的病症，针刺时有一定规律吗？岐伯说：疾病的发生发展是有规律的，它的祛除也有一定的规律可循，探明疾病发生发展以及治疗的规律，这时保持正常的生命机能是十分宝贵的。黄帝说：好。想听你讲讲治疗方面的规律。岐伯说：气乱于心的，应刺治手少阴心经的俞穴神门和手厥阴心包经的俞穴大陵；气乱于肺的，应刺治手太阴肺经的荥穴鱼际和足少阴肾经的俞穴太溪；气乱于肠胃的，应刺治足太阴脾经和足阳明胃经，如不愈，可再刺足三里穴；气乱于头的，应刺治足太阳膀胱经的天柱和大杼穴，如不愈，可再刺足太阳膀胱经的荥穴通谷和该经的俞穴束骨；气乱于臂足四肢的，如局部有血瘀现象，应先刺破瘀血的脉络，然后取手阳明大肠经的荥穴二间、俞穴三间，以及手少阳三焦经的荥穴液门、俞穴中渚治疗手臂的病患，取足阳明胃经的荥穴内庭、俞穴陷谷，以及足少阳胆经的荥穴侠溪、俞穴临泣治疗足胫的病患。

【原文】

黄帝曰：补泻奈何？岐伯曰：徐入徐出，谓之导气。补泻无形，谓之同精①。是非有余不足也，乱气之相逆也。黄帝曰：允乎哉道，明乎哉论，请著之玉版，命曰治乱也。

【注释】

①同精：精，在此作神解，《文选》神女赋注："精，神也。"同，聚的意思，同精，即针刺时使人体神气聚集，拨乱反正，以达调整气机的目的。

【语译】

黄帝说：补泻的手法是怎样的？岐伯说：慢进针，慢出针，这种手法叫做导气，也就是引导和归顺经气使其正常，使扶正祛邪的调整作用，在不施明显的补泻手法的情况下发挥出来，这叫做同精，因为上述五乱病既不是有余的实证，也不是不足的虚证，只是气机逆乱，所以采用这样的方法。黄帝说：这些论述的确是十分恰当的，上面的

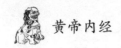

分析也真是明白确切，请把这些记在玉版上，就叫做治乱吧。

胀论第三十五

【题解】

本篇所述都是胀病病因、病理、诊断、治法和分类，并比较详细地论述五脏六腑胀的证治，故以"胀论"名篇。

【原文】

黄帝曰：脉之应于寸口，如何而胀？岐伯曰：其脉大坚以涩者，胀也。黄帝曰：何以知脏腑之胀也？岐伯曰：阴为脏，阳为腑。黄帝曰：夫气之令人胀也，在于血脉之中耶？脏腑之内乎？岐伯曰：三者皆存焉，然非胀之舍也。黄帝曰：愿闻胀之舍。岐伯曰：夫胀者，皆在于脏腑之外，排脏腑而郭胸胁，胀皮肤，故命曰胀。

【语译】

黄帝说：在寸口出现什么脉象是有胀病？岐伯说：脉象表现大、坚而又涩滞的，就是有胀病。黄帝说：怎样知道胀在脏还是胀在腑呢？岐伯说：出现了阴脉是胀在脏，出现了阳脉是胀在腑。黄帝说：气的失常可以使人发生胀病，它的发病是在血脉之中呢，还是在脏腑里面？岐伯说：血脉、脏、腑都有不正常的气，但这不是胀病的发病部位。黄帝说：想听你讲一下胀病的发病部位。岐伯说：胀气的发病，都存脏腑之外，向内排压脏腑，向外开张胸胁，使人皮肤发胀，所以称为胀病。

【原文】

黄帝曰：脏腑之在胸胁腹里之内也，若匣匮之藏禁器也，各有次舍，异名而同处，一域之中，其气各异，愿闻其故。岐伯曰：夫胸腹者，脏腑之郭也。膻中者，心主之宫城也。胃者，太仓也。咽喉小肠者，传送也。胃之五窍者，间里门户也。廉泉玉英者，津液之道也。故五脏六腑者，各有畔界，其病各有形状。营气循脉，卫气逆为脉胀，卫气并脉，循分为肤胀。三里而泻，近者一下，远者三下，无问虚实，工在疾泻。

【语译】

黄帝说：脏腑居于胸胁腹腔之内，就象贵重的东西收藏在匣柜中一样，而在胸腹内的脏器，都有一定的部位，既有不同的名称，又各有不同的功能，其发生胀病也有不同的表现，请你讲一下这方面的道理。岐伯说：胸腹为脏腑的外廓，膻中是心脏的宫城，胃是贮存水谷的仓廪，咽部和小肠是食物传送的道路，消化道的咽门、贲门、幽门、阑门、魄门这五个关卡，称为胃的五窍，就如里巷中的门户一样。廉泉、玉英，是津液的通路。五脏六腑各有

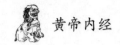

其固定的位置界线，它们的病状也有不同的表现。若营气在脉内正常循行而卫气在脉外逆行，就会发生脉胀，卫气并入脉中，循行于分肉之间，就会发生肤胀。治疗时应取足阳明胃经的三里穴，施用泻法，若胀的部位离穴位较近，一次即可，若较远，需针治三次。不问虚实，胀病初起时都宜赶快施用泻法，以治其标。

【原文】

黄帝曰：愿闻胀形。岐伯曰：夫心胀者，心短气，卧不安。肺胀者，虚满而喘咳。肝胀者，胁下满而痛引小腹。脾胀者，善哕，四肢烦悗，体重不能胜衣，卧不安。肾胀者，腹满引背央央然①，腰髀痛。六腑胀：胃胀者，腹满，胃脘痛，鼻闻焦臭，妨于食，大便难。大肠胀者，肠鸣而痛濯濯②，冬日重感于寒，则飧泄不化。小肠胀者，少腹䐜胀，引腰而痛。膀胱胀者，少腹满而气癃③。三焦胀者，气满于皮肤中，轻轻然而不坚。胆胀者，胁不痛胀，口中苦，善太息。凡此诸胀者，其道在一，明知逆顺，针数不失。泻虚补实，神去其室，致邪失正，真不可定，粗之所败，谓之夭命。补虚泻实，神归其室，久塞其空，谓之良工。

【注释】

①央央然：闭闷不畅。

②濯濯（zhuó zhuó 浊浊）：肠鸣的声音。

③气癃：《类经》十六卷第五十六注："气癃，膀胱气闭，小便不通也。"

【语译】

黄帝说：我想听你讲一下胀病的表现。岐伯说：心胀病，心烦气短，睡卧不宁。肺胀病，呼吸无力而胸中满胀，喘促咳逆。肝胀病，胁下胀满疼痛而牵引少腹。脾胀病，多呃逆，四肢闷胀不舒，身体重滞，连衣服都觉沉甸甸的，同时睡眠不安定。肾胀病，腹胀满，牵引到背部闭闷不舒，腰髀部感到疼痛。六腑的胀病：胃胀病，腹部胀满而胃脘疼痛，鼻中常闻到焦臭的气味，妨碍正常的食欲，大便也不通畅。大肠胀病，肠鸣濯濯有声而腹痛，若冬季再受寒，就会出现完谷不化的飧泄。小肠胀病，少腹胀满，牵引腰部作痛。膀胱胀病，少腹满而小便不利。三焦胀病，气充满在皮肤里面，胀满虚浮，按之空软。胆胀病，胁下胀痛，口苦，常作深长的呼吸而发出叹息的声音。上述有关脏腑的胀病，其发生与治疗都有共同的规律，只要明确了气血运行逆顺的道理并正确恰当地运用针刺技术，就能够治愈。如果虚证明了泻法，实证用了补法，治不对症，神气就要耗散，真气就不能安定，身体就受损伤，容易使人夭折性命，这种治疗上的失当，是粗浅的医术所造成的恶果；如能正确做到补虚泻实，就可达到神气内守，肉腠致密，很快恢复健康，若平时就能让人保

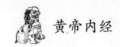

养神气，使经脉内膜充实就不会有厥逆发生，这样的人就可以称为优秀的医生。

【原文】

黄帝曰：胀者焉生？何因而有？岐伯曰：卫气之在身也，常然并脉循分肉，行有逆顺，阴阳相随，乃得天和，五脏更始，四时循序，五谷乃化。然后厥气在下，营卫留止，寒气逆上，真邪相攻，两气相搏，乃合为胀也。黄帝曰：善。何以解惑？岐伯曰：合之于真，三合而得。帝曰：善。

【语译】

黄帝说：胀病是怎样发生的？什么原因导致胀的病变？岐伯说：卫气在人体内，常依傍着经脉而循行于分肉之间，其循行有逆顺的不同，营卫之气在脉内脉外相随顺，则与天地间阴阳的规律相合，五脏的经气输注运转，就象四季变化一样有一定次序，这样，生命机能就能正常发挥，饮食物也可以正常地消化吸收。若阴阳不相随顺，营卫之气循行紊乱，气逆于下，则易为寒邪所凑，营卫便不能正常流通而凝涩，寒气上逆，邪气与正气相搏结，这就形成了胀病。黄帝说：对。能否说的更明白些？岐伯说：确切地说，就是邪气乘营卫之气的逆乱而侵入人体，与正气相搏结，分别存在于血脉、五脏、六腑这三个地方。黄帝说：好！

【原文】

黄帝问于岐伯曰：胀论言无问虚实工在疾泻，近者一下，远者三下。今有其三而不下者，其过焉在？岐伯对曰：此言陷于肉肓①而中气穴②者也。不中气穴，则气内闭；针不陷肓，则气不行，上越中肉，则卫气相乱，阴阳相逐。其于胀也，当泻不泻，气故不下，三而不下，必更其道，气下乃止，不下复始，可以万全，乌有殆者乎？其于胀也，必审③其胗，当泻则泻，当补则补，如鼓④应桴，恶有不下者乎？

【注释】

①肓：此处指肌肉间的空隙。

②气穴：针刺的穴位。

③审：慎重的意思。《吕氏春秋》音律高注："审，慎也。"

【语译】

黄帝问岐伯说：前面说到，胀病初起，不问虚实，都应迅速采取泻法针治，离病位较近的针泻一次，离病位较远的针泻三次，即可获愈，但是现有连续针泻三次而无效的，到底它的原因在哪里呢？岐伯回答说：前面提到的针泻一次或针泻三次都可以全愈的说法，是指针刺时确能深到肌肉的空隙，而刺中了气血输注的穴位而言。若没有刺入肌肉的空隙并刺中穴位，则经气仍不能畅行，邪气仍旧

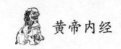

闭留在内，甚至上越，妄中肌肉，则卫气更会逆乱，营卫
阴阳之气相互争逐排斥而不随顺，对于胀病而言，当泻而
未泻，厥逆之气不能下行，所以病不能愈。针三次而气仍
不下，胀病不减的，定要变更针刺的位置，厥逆之气下行
了，胀病就可全愈。如果胀病仍然不愈，可再调整位置重
新针刺，这样做，总会把病治愈的，而且不会有什么害
处。对于那些不是急发的胀病，要采取治本的方法，一定
要慎重地诊察其证状，当泻就泻，当补就补，这样做了，
就象以槌击鼓必有响声一样，定能很快见效。

五癃津液别第三十六

【题解】

本篇主要阐述津液同源于水谷，输布全身，分别发挥
着不同的功能作用。并将津液分为五类，即汗、溺、唾、
泪、髓，指出五液代谢发生障碍后可出现闭阻不通的水胀
病。由于本篇专论津液分而为五及其生理作用与病理变
化，故以"五癃津液别"名篇。

【原文】

黄帝问于岐伯曰：水谷入于口，输于肠胃，其液别为
五：天寒衣薄，则为溺与气；天热衣厚，则为汗；裴哀气
并，则为泣；中热胃缓，则为唾；邪气内逆，则气为之闭

塞而不行，不行则为水胀。余知其然也，不知其何由生，愿闻其道。岐伯曰：水谷皆入于口，其味有五，各注其海，津液各走其道。故三焦出气，以温肌肉，充皮肤，为其津；其流而不行者，为液。天暑衣厚则腠理开，故汗出，寒留于分肉之间，聚沫则为痛；天寒则腠理闭，气湿①不行，水下留于膀胱，则为溺与气。

五脏六腑，心为之主，耳为之听，目为之候，肺为之相，肝为之将，脾为之卫，肾为之主外。故五脏六腑之津液，尽上渗于目，心悲气并则心系急，心系急则肺举，肺举则液上溢。夫心系与②肺不能常举，乍上乍下，故咳而泣出矣。中热则胃中消谷，消谷则虫上下作，肠胃充郭，故胃缓，胃缓则气逆，故唾出。

五谷之津液和合而为膏者，内渗于骨空，补益脑髓，而下流于阴股③。阴阳不和，则使液溢而下流于阴，髓液皆减而下，下过度则虚，虚故腰背痛而胫痠。阴阳气道不通，四海闭塞，三焦不写，津液不化，水谷并行肠胃之中，别于回肠，留于下焦，不得渗膀胱，则下焦胀，水溢则为水胀。此津液五别之逆顺也。

【注释】

①湿：《甲乙》卷一第十三、《太素》卷二十九津液并作"涩"。

②写：《甲乙》卷一第十三作"急"。

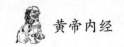

③阴股:《太素》卷二十九津液"阴"下无"股"字。这里指股间之阴器。

【语译】

水谷自口而入,经胃至肠,所化生的津液分而为五:当天气寒冷时,或穿衣过少时,津液则下流于膀胱变为尿与水气;当天气炎热时,或穿衣过多时,津液则从皮肤外泄而为汗;在情绪悲哀时,由于气并于上,则津液从目溢出而为泪;当中焦有热,胃弛缓时,津液从口溢出而为唾;当邪气内犯气机闭塞而不行时,津液则停聚于内而为水胀病。我已知道这些情况,但不知五液是怎样产生的,想听听其中的道理。岐伯说:水谷都从口入,其酸、苦、甘、辛、咸五味,分别注入五脏与四海,以营养全身。饮食所化生的津液,沿着各自的道路运行,经三焦布散的精气,具有温养肌肉,充实皮肤功能的叫做津;其流注(脏腑、官窍、脑髓)而不布散的叫做液。由于天热,或穿衣过厚,则腠理开张而汗液外泄。若寒邪滞留于分肉之间,则津液凝聚而为沫,阻碍气机流通就会产生疼痛。如果天气寒冷,则腠理关闭,水气难以从毛孔排出,而向下流于膀胱,则成为尿与气。

五脏六腑以心为主宰,在心的主宰下,耳司听觉,目司视觉,肺主辅佐,肝主谋虑,脾主卫护,肾主濡润外在的孔窍;因为五脏六腑的津液都上注于目,在心情悲哀时，则气举于心，而致心的络脉紧急，紧急则引肺叶上举，肺叶上举使津液向上泛溢，但心的络脉急肺叶又不能经常上举，而是时上时下，所以当水液随气上溢时，便发生咳嗽与流泪了。中焦有热，谷食易于消化，胃中容易空虚，空虚则肠中之虫上下扰动，胃肠因虫聚而宽满，宽满则胃弛缓，胃弛缓则气上逆，气上则津液随之上升，从口溢出而为唾。

由饮食所化生的津液，和合而成为脂膏，向内渗灌骨空，向上补益脑髓，向下流于阴器。在阴阳不协调的情况下（可因男女房事不节而致），气病则不摄，精病则不守，故液溢于下而流泄于阴窍，精液泄于下则髓液日益减少，髓液减则骨失充养而虚，虚则腰背脊骨疼痛，足胫酸楚。如果阴阳的气道阻滞不通，四海发生闭塞，三焦不能输泻，津液不能布化，所受的水谷并聚于肠胃之中，从迴肠留于下焦，又不能渗泄于膀胱，所以下焦胀满，水液溢于肌肤而为水胀。这就是津液分为五路运行的正常和反常情况。

五阅五使第三十七

【题解】

阅，《说文》云"察也"。五阅，指五脏的外候。五

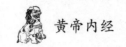

使，指面部五气为五脏所使。本篇主要论述五脏与五官、五色内外相应的密切关系，讲述了人之脏腑疾病可以从五官五色的变化测知，"五色之见于明堂，以观五脏之气"，这是中医望诊的独特内容。故以"五阅五使"名篇。

【原文】

黄帝问于岐伯曰：余闻刺有五官五阅①，以观五气。五气者，五藏之使也，五时之副也。愿闻其五使当安出？岐伯曰：五官者，五藏之阅也。黄帝曰：愿闻其所出，令可为常。岐伯曰：脉出于气口，色见于明堂②，五色更出，以应五时，各如其常，经气入藏，必当治里。

帝曰：善。五色独决于明堂乎？岐伯曰：五官已辨，阙庭必张，乃立明堂。明堂广大蕃蔽见外，方壁高基，引垂居外，五色乃治，平博广大，寿中百岁。见此者，刺之必已。如是之人者，血气有余，肌肉坚致，故可苦以针。

黄帝曰：愿闻五官。岐伯曰：鼻者，肺之官也；目者，肝之官也；口唇者，脾之官也；舌者，心之官也；耳者，肾之官也。黄帝曰：以官何候？岐伯曰：以候五藏。故肺病者，喘息鼻张。肝病者，眦青。脾病者，唇黄。心病者，舌卷短，颧赤。肾病者，颧与颜黑。

黄帝曰：五脉安出③？五色安见③？其常色殆者如何？岐伯曰：五官不辨，阙庭④不张，小其明堂，蕃蔽⑤不见，又坤⑥其墙，墙下无基，垂角去外，如是者，虽平常殆，况加疾哉！

黄帝曰：五色之见于明堂，以观五藏之气，左右高下，各有形乎？岐伯曰：府藏之在中也，各以次舍，左右上下，各如其度也。

【注释】

①五阅：阅，察也。五阅，是指通过察五官的表象，以了解内在五脏的盛衰状况。

②明堂：原为古时政府讲明政教之所，位于正中。此处喻鼻居面部中央，实指代鼻。

③安出、安见：张介宾："言脉气安然无恙。"

④阙庭：两眉之间为阙。额部为庭。

⑤蕃蔽：两颊外侧为蕃。耳门为蔽。

⑥埤：同"卑"，低小的意思。

【语译】

黄帝问岐伯道：我听说刺法中有用五官、五阅观察五气的方法。所谓五气，是受五脏支配的，也是与五时相配合的。我希望知道五脏之气的变化是怎样表现出来的？岐伯说：所谓五官，就是五脏的外部表现。共帝说：希望了解外部表现与五脏的变化，使其可作为常规来遵循。岐伯说：五脏的变化，既表现在气口的脉象上，又表现在明堂即鼻部的色泽上。青、黄、赤、白、黑五色交替出现，以与春、夏、长夏、秋、冬五时相对应，各有其固定的配

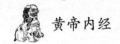

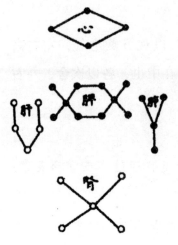

人禀五行图，选自宋代刘牧《易数钩隐图》

伍。如果邪气循经进入五脏，就一定要治疗内脏。

黄帝说：讲得好。五色的变化难道只是取决于明堂吗？五官已能分辨声、色、臭、味，各司其职，阙庭即眉间、天庭必然开阔，然后才建立明堂。明堂是广大的，两颊两旁和耳门在外面作为蕃蔽，面部肌肉方正，高耸，长长的耳垂被安置在两颊的外侧，面部气色良好，五官周正广大，可以长寿百岁。见到这样的人，刺到病除。象这样的人，血气有余，肌肉坚实致密，故可以取穴针刺。

黄帝说：希望知道五官的问题。岐伯说：鼻是与肺相连的器官，眼是与肝相连的器官，口唇是与脾相连的器官，舌是与心相连的器官，耳是与肾相连的器官。黄帝问：从五官那里可以测候什么呢？岐伯说：可以测候五脏的病变。所以，肺上有病的人，大口喘气，鼻孔张开。肝上有病的人，眼角发青。脾上有病的人，口唇发黄。习上的病的人，舌头卷曲、缩短，颧骨发红。肾上有病的人，颧骨与额颅发黑。

黄帝问：五脏的脉怎么表现出来，五色又怎么去发现

1192

辨别？那些脸色正常人，一生病就很危险，这是怎么回事？岐伯说：五官不能分辨声色臭味，阙庭不开阔，鼻梁矮小，作为蕃蔽的面颊两旁和耳门未能突现出来，面部肌肉不丰满，下巴瘦削，只耳垂和耳角显露于外，象这样的人，即使是平常无病时都是危险的，何况加上生病呢？

黄帝说：五色表现在明堂上，据以观测五脏之气的虚实逆顺，那末，五色在明堂的左右上下，是否有相对应的固定的部位呢？岐伯说：五脏六腑在体内，各有固定的位置，五色在明堂的左右上下与五脏六腑在体内，各有固定的位置，五色在明堂的左右上下，与五脏六腑的位置的上下左右是一致的。

逆顺肥瘦第三十八

【题解】

本篇论述了不同体质应采取不同的针刺手法和尺度，刺灸时还应考虑到经脉的顺逆。逆顺。指经脉循行走向及气血的上下运行；肥瘦，指形体的肥壮与瘦小。由于本篇重点讨论了经脉的走向规律、气血滑涩以及形体的肥瘦壮幼，并以此作为施治的依据，故以"逆顺肥瘦"名篇。

【原文】

黄帝问于岐伯曰：余闻针道于夫子，众多毕悉矣。夫

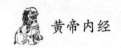

子之道，应若失，而据①未有坚然者也。夫子之间学熟乎，将审察于物而心生之乎？岐伯曰：圣人之为道者，上合于天，下合于地，中合于人事，必有明法，以起度数，法式检押②，乃后可传焉。故匠人不能释尺寸而意短长，废绳墨以起平水也，工人不能置规而为圆，去矩而为方。知用此者，固自然之物，易用之教，逆顺之常也。

【注释】

①据：抵抗。

②法式检押：法式，法则之意。"押"通"柙"，检柙，规矩的意思，《后汉书》仲长统传·法诚篇："是妇女之检柙"注："检柙，犹规矩也。"

【语译】

黄帝问岐伯说：我听您讲针道，了解的很多也很细了，按照您讲的道理去应用，常可手到病除，甚至那些沉疴痼疾，也抵挡不住针刺的效力，您的知识是勤学好问得来的，还是从观察事物的过程，逐步体验、思考得来的？岐伯说：圣人的道理，符合天地自然及社会人事的变化规律，所以都有一定的法度和标准，按照这个法度和标准去指导行动，这就成为人们应该遵循的原则，而可以传给后世。匠人不能丢开尺寸去猜长短，放弃绳墨去求平直。工人也不能离开规矩而取方圆。这是自然事物的一般道理，是易于理解和应用的，人的生理也有逆顺常变的标准，掌握了它，就可以更好地在治疗中加以应用了。

【原文】

黄帝曰：愿闻自然奈何？歧伯曰：临深决水，不用功力，而水可竭也，循掘决冲，而经可通也，此言气之滑涩，血之清浊，行之逆顺也。

【语译】

黄帝说：请讲一下怎样适应自然？岐伯说：从深处决堤放水，不用很大功力，就能把水放尽。循着地下的空穴来开决水道，也很容易使其通行。人的生理也是这样，气有滑涩的区别，血有清浊的差异，经脉运行有逆顺的变化等，每个人的客观情况不尽相同，治疗时也要因势利导。

【原文】

黄帝曰：愿闻人之白黑肥瘦少长，各有数乎？岐伯曰：年质壮大，血气充盈，肤革坚固，因加以邪，刺此者，深而留之。此肥人也。广肩腋，项肉薄，厚皮而黑色，唇临临然①，其血黑以浊，其气涩以迟。其为人也，贪于取与，刺此者，深而留之，多益其数也。黄帝曰：刺瘦人奈何？岐伯曰：瘦人者，皮薄色少，肉廉廉然②，薄唇轻言，其血清气滑，易脱于气，易损于血，刺此者，浅而疾之。

【注释】

①临临然：肥大的样子。《广雅》释诂一："临，

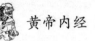

大也。"

②慊慊然：瘦薄的样子。丹波元简："瘦臞而见骨骼。"

【语译】

黄帝说：人有黑白、胖瘦、年龄长幼的不同，针刺的浅深及次数有一定标准吗？岐伯说：壮年人，一般的气血充盛，皮肤坚固，感受外邪时，应采取深刺的方法，留针时间要长。肥壮的人，肩、腋宽阔，项肉却薄消的，皮厚而色黑，口唇肥大，血黑而浓浊，气涩而迟滞，性格好胜而勇于进取，慷慨乐施，在针刺这样的人时，要刺的深，留针时间要长，而且可以增加针刺的次数。黄帝说：针刺瘦人的时候又怎样呢？岐伯说：瘦人一般都是皮肤薄，颜色淡，肌肉消瘦，口唇薄，言语声音轻弱，血清稀而气滑利，气易散，血易耗，刺这样的人，应该轻浅而快速出针。

【原文】

黄帝曰：刺常人奈何？岐伯曰：视其白黑，各为调之，其端正敦厚者，其血气和调，刺此者，无失常数也。

【语译】

黄帝说：怎样针刺正常人呢？岐伯说：要根据皮肤颜色的黑白，分别调治，对于那些端正敦厚的人，因血气和调，针刺时，不要越出一般的常规刺法。

【原文】

黄帝曰：刺壮士真骨者奈何？岐伯曰：刺壮士真骨，坚肉缓节监监然①，此人重则气涩血浊，刺此者，深而留之，多益其数。劲则气滑血清，刺此者，浅而疾之。

【注释】

①监监然：监同鉴，清晰、明显的样子。《广雅》释器："鉴谓之镜。"

【语译】

黄帝说：强壮的人怎样进行针刺？岐伯说：体格强壮的人，骨胳坚实，肌肉缓纵，肌节明显外露，其中动作重缓的，多属气涩血浊，应在针刺时，采取深刺留针的方法，并增加针刺的次数。而动作轻劲的，多属气滑血清，针刺时，下针要浅，出针要快。

【原文】

黄帝曰：刺婴儿奈何？岐伯曰：婴儿者，其肉脆，血少气弱，刺此者，以毫针，浅刺而疾发针，日再可也。

【语译】

黄帝说：对婴儿怎样进行针刺？岐伯说：婴儿肌肉脆薄，血少气弱，针刺时，应选较细的毫针浅刺而快出，一天可以针两次。

【原文】

黄帝曰：临深决水奈何？岐伯曰：血清气滑，疾泻

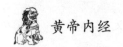

之，则气竭焉。黄帝曰：循掘决冲奈何？岐伯曰：血浊气涩，疾泻之，则经可通也。

【语译】

黄帝说：针刺方面与前述临深决水相类似的情况怎样？岐伯说：血清气滑的人，若采取疾泻的方法，则容易引起真气耗竭。黄帝说：那么，与循掘决冲的情况相类似的又怎么样呢？岐伯说：对于血浊气涩的人，就要象循着空穴开冲水道那样，找到合适的经穴，急疾地采取泻法，他的经脉气血就能畅通而疾病亦可很快全愈。

【原文】

黄帝曰：脉行之逆顺奈何？岐伯曰：手之三阴，从脏走手；手之三阳，从手走头；足之三阳，从头走足；足之三阴，从足走腹。

【语译】

黄帝说：各个经脉流转的顺序是怎么样的呢？

岐伯说：手三阴经由胸部行往手指，手三阳经由手指行往头颅；足三阳经由头颅行往双足，足三阴经由双足行往腹部。

【原文】

黄帝曰：少阴之脉独下行何也？岐伯曰：不然。夫冲脉者，五脏六腑之海也，五脏六腑皆禀焉。其上者，出于颃颡，渗诸阳，灌诸精；其下者，注少阴之大络，出于气街，循阴股内廉，入腘中，伏行骭骨^①内，下至内踝之后属而别。其下者，并于少阴之经，渗三阴，其前者，伏行出跗属^②，下循跗，入大指间，渗诸络而温肌肉。故别络结则跗上不动，不动则厥，厥则寒矣。黄帝曰：何以明之？岐伯曰：以言导之，切而验之，其非必动，然后乃可明逆顺之行也。黄帝曰：窘乎哉！圣人之为道也。明于日月，微于毫厘，其非夫子，孰能道之也。

【注释】

①骭（gān 干）骨：即胫骨。

②跗属：跟骨上缘。

【语译】

黄帝说：足三阴经脉既然都上行到腹，怎么唯独足少阴经向下行？岐伯说：不，这不是足少阴经，而是冲脉。冲脉，是五脏六腑十二经脉之海，五脏六腑都禀受它的气血的濡养。这条经脉上行的一支，出喉咙上口上腭骨旁的鼻道，向诸阳经灌渗精气。它的向下的一支，注入足少阴肾经的大络，从气街部位浮出，沿着大腿的内侧下行，进入膝腘窝中，再下行于小腿深部胫骨的内侧，直到足

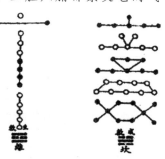

阳中阳图（左）与阴中阴图（右），选自元代张理《大易象数钩深图》

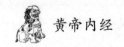

内踝之后的跟骨上缘而分出两支，向下行的分支，与足少阴经相并行，同时将精气灌注于三阴经；向前行的分支，从内踝后的深部跟骨上缘处向外浮出，沿着足背进入足大趾间，将精气灌渗大大小小的络脉而温养肌肉，所以冲脉在下肢分出的络脉如果瘀结不通，足背的脉跳动就要减弱，气血厥逆，引起局部发凉。黄帝说：怎样查明经脉气血的逆顺呢？岐伯说：检查时，先向病人讲明道理，取得他的合作，然后细细地按循，如果不是厥逆，那足背的动脉就一定会搏动，而若有了病邪的存在并出现了经气厥逆的情况，搏动就会减弱。这就可以弄明白经脉气血逆顺的情况了。黄帝说：这个问题实在难解答啊！圣人研究的这些道理，明白得象日月照耀一样，细微得毫厘都不放过，若不是先生，谁能讲得出来！

血络论第三十九

【题解】

本篇探讨了刺络泻血出现的刺而仆、血出而射、血少黑而浊、血出清而半为汁、发针而肿、血出若多若少而面色苍苍、发针面色不变而烦悗、多出血而不动摇等八种情况，并提出观察血络方法，说明滞针原因，故以"血络论"名篇。

【原文】

黄帝曰：愿闻其奇邪①而不在经者，岐伯曰：血络是也。

黄帝曰：刺血络而仆者何也？血出而射者何也？血少黑而浊者何也？血出清而半为汁者何也？发针而肿者何也？血出若多若少而面色苍苍者何也？发针而面色不变，而烦悗者何也？多出血而不动摇者何也？愿闻其故。岐伯曰：脉气盛而血虚者，刺之则脱气，脱气则仆。血气俱盛而阴气多者，其血滑，刺之则射。阳气畜积，久留而不写者，其血黑以浊，故不能射。新饮而液渗于络，而未合和于血也，故血出而汁别焉。其不新饮者，身中有水，久则为肿。阴气积于阳，其气因于络，故刺之血未出而气先行，故肿。阴阳之气，其新相得而未和合，因而写之，则阴阳俱脱，表里相离，故脱色而苍苍然。刺之血出多，色不变而烦悦②者，刺络而虚经。虚经之属于阴者，阴脱，故烦悗。阴阳相得而合为痹者，此为内溢于经，外注于络，如是者，阴阳俱有余，虽多出血而弗能虚也。

黄帝曰：相之奈何？岐伯曰：血脉者，盛坚横以赤，上下无常处，小者如针，大者如筋③，则④而写之，万全也。故无失数矣，失数而反，各如其度。

黄帝曰：针入而肉著者何也？岐伯曰：热气因于针则针热，热则肉著于针，故坚焉。

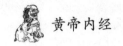黄帝内经

【注释】

①奇邪：是形容在络不在经，行无常处，异于寻常的一种病邪。

②烦悗（mèn 闷）：悗，通闷。即心烦满闷。

③筋：筷子。

④则：《甲乙》卷一第十四作"刺"。

【语译】

黄帝说：希望听听那些病邪不在经脉里的奇邪病是什么样的病。岐伯说：病邪侵入血络的病，就是奇邪病。黄帝问：刺了血络后立即跌倒在地，这是为什么？血出后喷射，这是为什么？血流出来，颜色是黑的而且混浊，这是为什么？流出的血清淡稀薄，而且一半是水，这是为什么？出针后皮肤发肿，这是为什么？出血有多有少，而脸色发青，这是为什么？出血很多，但对针刺仍信而不疑，这是为什么？希望听听其中的道理。

岐伯说：脉中气盛而血虚的，刺血络后先血脱，而后气脱，气脱就会跌倒。血气都盛而阴气多的，他的血滑利，刺血脉后就射喷血；阳气畜积，长时间滞留在脉里而不排泄的，他的血就颜色发黑而且浑浊，因此刺后不会喷血。刚饮水之后，水已经渗透到络脉里，但还没有变成血，所以血出时，水与血是分离的；新近没有饮水的人，体内本有水，时间久了就会肿胀。阴气长时间聚积在阳络

1202

里，因此刺血络时，血未流出，而气先流了出来，因而发肿。阴气与阳气，新近相遇，但还没有调和，接着就施泻，结果是阴气阳气都虚脱，表里相脱离，所以脱色而面部发青。刺血络时出血多，脸色不变，但心中烦闷的，这是由于刺络脉，却使经脉也随之而虚，这虚弱的经脉如果属于阴经，就会使阴气虚脱，因而心中烦闷。阴气阳气相遇，都受邪而合成痹证，邪气在内溢满经脉，在外灌注络脉，这样，阴经阳络都邪气过多，即使是出血多，也不会虚脱。

黄帝问：阴阳都盛，该怎么测候？岐伯说：经脉里受邪的血气过甚，必然注入络脉里，因此络脉有坚硬、横出而色赤的包块，包块时上时下，无固定处所，小的象针，大的象筷子。对此，立即针刺出血，泻去邪气，万无一失。因此不要违背规矩法度，违背了规矩法度只会得到相反的效果，一切都应按照规律办事。

黄帝问：针刺进后，肉就附着在针上，这是什么原因呢？岐伯说：肌肤的热气传到针上，针就变热；针热，肉就附着在针上，因此坚紧，难于转动。

阴阳清浊第四十

【题解】

本篇主要论述了人气清浊与脏腑的关系，并根据清者

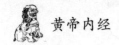

气滑、浊者气涩的常规，提出了与之相应的针刺方法。篇中以清浊之气与其内注于脏腑阴阳诸经的关系为主要讨论对象，故以"阴阳清浊"名篇。

【原文】

黄帝曰：余闻十二经脉，以应十二经水。十二经水者，其五色各异，清浊不同，人之血气若一，应之奈何？岐伯曰：人之血气，苟能若一，则天下为一矣，恶有乱者乎？黄帝曰：余问一人，非问天下之众。岐伯曰：夫一人者，亦有乱气，天下之众，亦有乱人，其合为一耳。

【语译】

黄帝说：我听说人的十二经脉与自然界十二条大河相应，而这十二条大河的颜色和清浊各有不同，而人身十二经脉气血都一样，怎样相应呢？岐伯说：人的气血若真的都一样，那普天下也就都能整齐划一了，那不就没有作乱的人了吗？黄帝说：我问的是一个人的情况，不是问普天之下人的情况。岐伯说：一个人身上也会有乱气，就和天下的人中总会有作乱的人一样，这是一个道理。

【原文】

黄帝曰：愿闻人气之清浊。岐伯曰：受谷者浊，受气者清。清者注阴，浊者注阳①。浊而清者，上出于咽；清而浊者，则下行。清浊相干，命曰乱气。

【注释】

①受谷者浊，……浊者注阳：《类经》四卷第十九注："人身之气有二：曰清气，曰浊气。浊气者谷气也，故曰受谷者浊；清气者，天气也，故曰受气者清。喉主天气，故天气清气，自喉而注阴，阴者五脏也。咽主地气，故谷之浊气，自咽而注阳，阳者六腑也。"

【语译】

黄帝说：我想听你讲讲人的清气和浊气的情况。岐伯说：人体受纳的水谷有形之物是浊气，吸收的天空之气是清气，天阳之气注入脏，水谷浊气注入腑，水谷浊气所化生的清阳之气，上升出于咽，天空之气中的浊气则下降。若清气和浊气互相干扰不能正常的升降，就叫做乱气。

【原文】

黄帝曰：夫阴清而阳浊，浊者有清，清者有浊，别之奈何？岐伯曰：气之大别，清者上注于肺，浊者下走于胃。胃之清气，上出于口；肺之浊气，下注于经，内积于海①。

【注释】

①气之大别，……内积于海：《类经》四卷第十九注："大别，言大概之分别也。上文以天气、谷气分清浊，而此言清中之浊，浊中之清，其所行复有不同也。清者上升，故注于肺；浊者下降，故走于胃。然而浊中有清，故

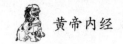

胃之清气上出于口，以通呼吸津液；清中有浊，故肺之浊气下注于诸经，以为血脉营卫；而其积气之所，乃在气海间也。"

【语译】

黄帝说：清气注脏，浊气注腑，浊中有清，清中有浊，这些情况如何判别？岐伯说：清浊之气的区别是这样的：天空的清气，上注于肺脏；水谷的浊气，下注于胃腑。而胃内水谷浊气中的清气向上出于口；肺中的浊气，则向下输注经脉中，并内积于胸中气海。

【原文】

黄帝曰：诸阳皆浊，何阳独甚乎？岐伯曰：手太阳独受阳之浊①，手太阴独受阴之清。其清者上走空窍，其浊者下行诸经。诸阴皆清，足太阴独受其浊。

【注释】

①手太阳独受阳之浊：《太素》卷十二营卫气行注"胃者腐熟水谷，传与小肠，小肠受盛，然后传与大肠，大肠传过，是为小肠受秽浊最多，故小肠经受阳之浊也。"

【语译】

黄帝说：诸阳经都受浊气的渗注，其中哪一经受浊气最甚？岐伯说：小肠受胃的水谷，将清浊分离，所以它以及它所属的手太阳小肠经受的浊气最多。肺脏主气而司呼吸，所以它以及它所属的手太阴肺经所受的清气最多。大凡清气都上走空窍，浊气都下灌到阳经中，五脏虽都受纳清气，而脾主运化水谷精微，与胃关系最密切，所以唯有脾脏及其所属的足太阴脾经独受浊气。

【原文】

黄帝曰：治之奈何？岐伯曰：清者其气滑，浊者其气涩，此气之常也。故刺阳者，深而留之；刺阴者，浅而疾之；清浊相干，以数调之也。

【语译】

黄帝问：阴阳清浊在治疗上怎样处理？岐伯说：清气滑利，浊气涩滞，这是一般的情况。因为阳经受浊气，所以针治时应深刺而留针时间长些；阴经受清气，所以针治时应浅刺而快出针。如果清浊相干、升降失常，应察清病情，掌握病机，了解清浊混乱的病位和程度，按相应的方法去调治。

卷之七

阴阳系日月第四十一

【题解】

阴阳，指自然界的阴阳，人身上下所分的阴阳和经脉

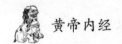

的阴阳，篇中将自然界的阴阳、人身的阴阳与日月相联系，以说明人体同自然界的关系，并据此提出针刺方面的注意事项，故以名篇"阴阳系日月"。

【原文】

黄帝曰：余闻天为阳，地为阴，日为阳，月为阴，其合之于人，奈何？岐伯曰：腰以上为天，腰以下为地，故天为阳，地为阴。足之十二经脉，以应十二月，月生于水，故在下者为阴。手之十指，以应十日，日生于火，故在上者为阳。

【语译】

黄帝说：我听说天为阳，地为阴，日为阳，月为阴。这天、地、日、月与人相对应的关系是怎样的？岐伯说：人体的腰以上为阳，腰以下为阴，以应天地，足三阳和足三阴左右合计共十二条经脉在下，与一年中的十二个月份相对应，月生于水，属阴，所以在下的属阴。手的十指在上，与十日相对，日生于火，属阳，所以在上的为阳。

【原文】

黄帝曰：合之于脉，奈何？岐伯曰：寅者，正月之生阳也，主左足之少阳；未者，六月，主右足之少阳；卯者，二月，主左足之太阳；午者，五月，主右足之太阳；辰者，三月，主左足之阳明；巳者，四月，主右足之阳明，此两阳合于前，故曰阳明。申者，七月之生阴也，主右足之少阴；丑者，十二月，主左足之少阴；酉者，八月，主右足之太阴；子者，十一月，主左足之太阴；戌者，九月，主右足之厥阴；亥者，十月，主左足之厥阴，此两阴交尽，故曰厥阴。

【语译】

黄帝说：上面说的十二月和十日怎样与经脉相配合？岐伯说：以十二地支代表十二月，它们的配合及与足部十二经脉的相应关系是这样的：正月在地支上配寅，称为正月建寅，此时为阳气初生，主左足的少阳经；六月未，主右足的少阳经；二月卯，主左足的太阳经；五月午，主右足的太阳经；三月辰，主左足的阳明经；四月巳，主右足的阳明经，三、四月间，是自然界阳气旺盛的阶段，它的前面和后面是分别主少阳和太阳的正月二月以及五月六月，因此三、四两个月夹在两阳的中间，而为两阳合明，所以叫做阳明。七月申，自然界阴气渐生，主右足的少阴经；十二月丑，主左足的少阴经；八月酉，主右足的太阴经；十一月子，主左足的太阴经；九月戌，主右足的厥阴经；十月亥，主左足的厥阴经。因七、八月与十一、十二月分主少阴、太阴经，九、十月夹在中间为阴气交会的时间，所以称为厥阴。

【原文】

甲主左手之少阳，己主右手之少阳，乙主左手之太

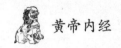
阳，戊主右手之太阳，丙
主左手之阳明，丁主右手
之阳明，此两火并合，故
为阳明。庚主右手之少阴，
癸主左手之少阴，辛主右
手之太阴，壬主左手之
太阴。

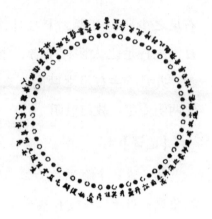

一阴一阳图，选自元代张
理《大易象数钩深图》

【语译】

以天干所代表的固定
日子与上肢十条经脉分别相应的关系是这样的：甲日主左
手的少阳经，己日主右手的少阳经，乙日主左手的太阳
经，戊日主右手的太阳经，丙日主左手的阳明经，丁日主
右手的阳明经，十天干按五行归类，丙、丁都属火，所以
丙日丁日这是两火合并，因此称为阳明。庚日主右手的少
阴经，癸日主左手的少阴经，辛日主右手的太阴经，壬日
主左手的太阴经。

【原文】

故足之阳者，阴中之少阳也；足之阴者，阴中之太阴
也；手之阳者，阳中之太阳也；手之阴者，阳中之少阴
也。腰以上者为阳，腰以下者为阴。

【语译】

足在下，属阴，所以足的阳经，为阴中的少阳，阳气

微弱；足的阴经，为阴中的太阴，阴气重盛；手在上，属阳，所以手的阳经，为阳中的太阳，阳气隆盛；手的阴经，为阳中的少阴，阴气微弱。总的说来，腰以上属于阳位，腰以下属于阴位，在阳位的阳经，阳气就隆盛，即使是阴经，阴气也微薄；在阴位的阴经，阴气就重盛，即使是阳经，阳气也微弱。

【原文】

其于五脏也，心为阳中之太阳，肺为阳中之少阴，肝为阴中之少阳，脾为阴中之至阴，肾为阴中之太阴。

【语译】

把这个划分阴阳的方法，结合到五脏来说，心肺居于膈上，就属于阳，心属火，所以为阳中的太阳，肺属金，所以为阳中的少阴。肝、脾、肾居于膈下，就属于阴。肝属木，所以为阴中的少阳，脾属土，所以为阴中的至阴，肾属水，所以为阴中的太阴。

【原文】

黄帝曰：以治之奈何？岐伯曰：正月、二月、三月，人气在左，无刺左足之阳；四月、五月、六月、人气在右，无刺右足之阳；七月、八月、九月，人气在右，无刺右足之阴，十月、十一月、十二月，人气在左，无刺左足之阴。

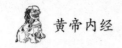

【语译】

黄帝说：以经脉与十二月的阴阳配属关系，结合到治疗上是怎样的呢？岐伯说：正月、二月、三月，分主左足的少阳、太阳、阳明经，说明此时人的阳气偏重在左，所以不宜针刺左足的三阳经；四月、五月、六月，分主右足的阳明、太阳、少阳经，说明此时人的阳气偏重在右，所以不宜针刺右足的三阳经；七月、八月、九月，分主右足的少阴、太阴、厥阴经，说明此时人的阴气偏重在右，所以不宜针刺右足的三阴经；十月、十一月、十二月，分主左足的厥阴、太阴、少阴经，说明此时人的阴气偏重在左，所以不宜针刺左足的三阴经。

【原文】

黄帝曰：五行以东方甲乙木王春，春者，苍色，主肝，肝者足厥阴也，今乃以甲为左手为少阳，不合于数，何也？岐伯曰：此天地之阴阳也，非四时五行之以次行也。且夫阴阳者，有名而无形，故数之可十，离之可百，散之可千，推之可万，此之谓也。

【语译】

黄帝说：人从五行归类来说，方位上的东方，天干中的甲、乙，同属于木，木气旺于春季，在颜色上为苍色，在内脏应于肝，而肝的经脉是足厥阴。现在以甲来配属左手的少阳，与五行配天干的规律不符，这是什么道理？岐伯说：这是根据天地阴阳消长变化的规律，来配合干支，以说明手足经脉的阴阳属性的，不是按四时之序的五行属性配合干支来分阴阳，所以不是一回事。而且，阴阳是抽象的概念，有名无形，用它可以概括一切事物的对立的属性来说明某一事物，所以它的运用是广泛而没有范围的，可以说明一两个事物，也可以扩大到十、百、千、万乃至无数的事物。

病传第四十二

【题解】

本篇阐述了邪气由外入内逐步侵袭到脏腑的过程，揭示了在五脏之病皆死于所不胜之时这一规律，并指出了不同传变方式对疾病预后的影响，以及各种治疗方法的正确运用等问题。由于主要是说明病邪在脏腑间的传乘规律，所以篇名为"病传"。

【原文】

黄帝曰：余受九针于夫子，而私览于诸方，或有导引行气，乔摩、灸、熨、刺、焫①、饮药，之一者可独守耶？将尽行之乎？岐伯曰：诸方者，众人之方也，非一人之所尽行也。

黄帝曰：此乃所谓守一勿失，万物毕者②也。今余已

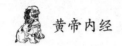

闻阴阳之要，虚实之理，倾移之过，可治之属，愿闻病之变化，淫传绝败而不可治者，可得闻乎？岐伯曰：要乎哉问！道，昭乎其如日醒，窘乎其如夜瞑，能被而服之③。神与俱成，毕将服之，神自得之，生神之理，可著于竹帛，不可传于子孙。

黄帝曰：何谓日醒？岐伯曰：明于阴阳，如惑之解，如醉醒。黄帝曰：何谓夜瞑？岐伯曰：瘖乎其无声，漠乎其无形，折毛发理，正气横倾，淫邪泮衍，血脉传溜，大气入藏，腹痛下淫，可以致死，不可以致生。

黄帝曰：大气入藏奈何？岐伯曰：病先发于心，一日而之肺，三日而之肝，五日而之脾，三日不已，死，冬夜半，夏日中。

病先发于肺，三日而之肝，一日而之脾，五日而之胃，十日不已，死，冬日入，夏日出④。

病先发于肝，三日而之脾，五日而之胃，三日而之肾，三日不已，死，冬日入，夏蚤食⑤。

病先发于脾，一日而之胃，二日而之肾，三日而之膂膀胱，十日不已，死，冬入定，夏晏食⑥。

病先发于胃，五日而之肾，三日而之膂膀胱，五日而上之心，二日不已，死，冬夜半，夏日昳⑦。

病先发于肾，三日而之膂膀胱，三日而上之心，三日而之小肠，三日不已，死冬大晨⑧，夏晏晡⑨。

病先发于膀胱，五日而之肾，一日而之小肠，一日而之心，二日不已，死，冬鸡鸣，夏下晡⑩。

诸病以次相传，如是者，皆有死期，不可刺也；间一藏及二三四藏者，乃可刺也。

【注释】

①焫（ruì瑞）：烧灼的意思，指火针以及用艾烧针尾一类的方法。

②守一勿失，万物毕者：马元台："诸方虽行于众病，而医工当知乎守一。守一者，合诸方而尽明之，各守其一而勿失也。庶乎万物之病，可以毕治而无误矣。"

③被而服之：接受而信服。被，有被动之意，这里指接受；服，信服。

④冬日入，夏日出：冬日入指傍晚，属金的申酉两个时候（相当于15—19点）；夏日出，指黎明，属木的寅卯两个时候（相当于3—7点）。

⑤蚤食："蚤"与"早"通，蚤食指早晨卯时（5点左右）吃早饭的时候。

⑥冬人定，夏晏食：人定，指人安定入睡的时候，冬季大都在戌时（相当于19—21点）入睡；晏食，即晚饭时。夏季一般在戌时进晚餐。

⑦日昳（dié碟）：午后未时（13—15点）。

⑧冬大晨：大晨指黎明，冬之大晨在寅末（4点左右）。

⑨夏晏晡：晏晡，指黄昏，夏之晏晡在戌时。

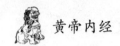

⑩冬鸡鸣，夏下晡：鸡鸣在夜半（子时，24点左右）之后，约当丑时（1—3点）；夏下晡，指午后的未时。

【语译】

黄帝说：我从先生这里学习了九针的知识，又自学了一些方书，其中有导引行气、按摩、灸、熨、针刺、火针、服药等方法，治病时是单独采用一种呢，还是全部用呢？岐伯说：方书上所载的各种疗法，是为众多的人治疗不同疾病而设的，不是对一个病人将每种方法都全部用上的。

黄帝说：这就是指医生从各种治疗中总结出治疗的原则，必须坚持下去，不要轻易丢失，这样即使遇到错综复杂的病情，也能选择最为适当的方法，使之得以完满的解决。现在我已经听了阴阳的要点，虚实的道理，因失于调护而造成的疾病，以及治愈各种疾病的方法等知识，我希望了解疾病变化的情况，以及病邪传变导致脏气败绝而不易救治的道理，你能告诉我吗？岐伯说：这个问题至关重要啊！这些医学道理，明白了就象白天头脑清醒一样，如不明白就象在黑夜中闭上眼睛，什么都难以觉察一样，如果能够接受而信服这个道理，在实际应用时由于心领神会，在诊、治上都能有所成就，若完全服从它的指导，更可得心应手，其效如神，对于这些能获神效的理论，可著在竹帛上以传后世，不应据为私有而只传给自己的子孙。

黄帝说：什么叫日醒？岐伯说：明白了阴阳的道理，就象迷惑的难题得到明确的解答，在醉酒后清醒过来一样。黄帝说：什么叫夜暝？岐伯说：病邪入侵人体后所引起的内部变化，就象音哑发不出声音一样安静，象在广漠望不见物体一样无形，常在不知不觉中出现毛发毁折，腠理开泄，从而使正气大伤，邪气弥漫，并经过血脉传到内脏，就会引起腹痛，下焦气血逆乱，这都可以使人致死，而不可以使人生命再延长下去。

　　黄帝说：邪气入脏是怎样传变的呢？黄帝说：疾病开始发于心脏，过一天就传到肺，再过三天传到肝，再过五天传到脾，如果再经过三天不愈，就会死亡，冬天死于半夜，夏天死于中午。

　　疾病开始发于肺脏，过三天就传到肝，再过一天传到脾，再过五天就传到胃，若再经过十天不愈，就会死亡，冬天死于日入，夏天死于日出。

　　疾病开始发于肝，过三天传到脾，再过五天传到胃，再过三天传到肾，如果再经过三天不愈，就会死亡，冬天死于日入，夏天死于吃早饭时。

　　疾病开始发于脾，过一天传到胃，再过两天传到肾，两过三天传到脊背和膀胱，如再经过十天不愈，就会死亡。冬天死于刚入睡时，夏天死于吃晚饭时。

　　疾病开始发于胃，过五天传到肾，再过三天传到脊背和膀胱，再过五天上传到心，如再经过两天不愈，就会死

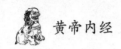

亡，冬天死于半夜，夏天死于中午以后。

疾病开始发于肾，过三天就传到脊背和膀胱，再过三天上传到心，再过三天传到小肠，如再经过三天不愈，就会死亡，冬天死于黎明，夏天死于黄昏。

疾病开始发于膀胱，过五天传到肾，再过一天传到小肠，再过一天传到心，再经过两天不愈，就会死亡，冬天死于鸡鸣，夏天死于午后。

上述各脏发生疾病，都是以五行相克次序相传的，这样死亡之期可以预测，所以不可用针刺了；如果病的传次是间隔一脏或间隔二、三、四脏相传的，就可以用针刺治疗。

淫邪发梦第四十三

【题解】

本篇讨论了发梦与脏腑十二盛和十五不足的关系。淫邪，系指亢盛的邪气。因文中主要论述了淫邪扰乱脏腑而形成梦的机理和表现，故以"淫邪发梦"名篇。

【原文】

黄帝曰：愿闻淫邪泮①衍奈何？岐伯曰：正邪②从外袭内，而未有定舍，反淫于脏，不得定处，与营卫俱行，而与魂魄飞扬，使人卧不得安而喜梦。气淫于府，则有余于外，不足于内；气淫于脏，则有余于内，不足于外。

【注释】

①泮（pàn 判）衍：浸淫、扩散之意。

②正邪：指能够刺激和干扰身心正常活动的各种因素，如情志活动，饥饱，劳逸等。《类经》十八卷第八十五注："凡阴阳劳逸之感于外，声色嗜欲之动于内，但有干于身心者，皆谓正邪。"

【语译】

黄帝说：我想知道关于邪气在体内浸淫扩散引起的反应，它们到底是怎样的？岐伯说：正邪从外侵袭体内，有时没有固定的侵犯部位，却流溢于内脏，而且与营卫之气一起流行，没有一定处所，伴随魂魄一起飞扬，从而使人睡卧不宁而多梦。若邪气侵扰于腑，在外的阳气就有余，在里的阴气就不足；若邪气侵扰于脏，在里的阴气就有余，在外的阳气就不足。

【原文】

黄帝曰：有余不足，有形乎？岐伯曰：阴气盛，则梦涉大水而恐惧；阳气盛，则梦大火而燔焫①；阴阳俱盛，则梦相杀。上盛则梦飞，下盛则梦堕；甚饥则梦取，甚饱则梦予；肝气盛，则梦怒；肺气盛，则梦恐惧、器泣、飞扬；心气盛，则梦善笑、恐畏；脾气盛，则梦歌乐，身体重不举；肾气盛，则梦腰脊两解不属。凡此十二盛者，至

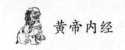

而泻之，立已。

【注释】

①燔焫（ruì 瑞）：烧灼之意。

【语译】

黄帝说：有余不足，有什么表现吗？岐伯说：阴气盛，就会梦见渡涉大水而感到恐惧；阳气盛，就会梦见大火而感到灼热；阴阳都盛，就会梦见互相杀伐；上部邪盛，会梦见向上飞腾；下部邪盛，会梦见向下坠堕；过度饥饿的时候，会梦见向人索取东西；过饱的时候，会梦见给予别人东西；肝气盛，会有忿怒的梦；肺气盛，会有恐惧、哭泣的梦；心气盛，会梦见喜笑、恐惧和畏怯；脾气盛，则梦见歌唱、娱乐，或身体沉重难举；肾气盛，会梦见腰脊分离而不相连接。上面所谈的这十二种气盛的病，可分别根据梦境察出其病邪所在，针刺时在相应部位使用泻法，就可痊愈。

【原文】

厥气客于心，则梦见丘山烟火；客于肺，则梦飞扬，见金铁之奇物；客于肝，则梦见山林树木；客于脾，则梦见丘陵大泽，坏屋风雨；客于肾，则梦临渊，没居水中；客于膀胱，则梦游行；客于胃，则梦饮食；客于大肠，则梦田野；客于小肠，则梦聚邑冲衢①；客于胆，则梦斗讼自刳②；客于阴器，则梦接内；客于项，则梦斩首；客于胫，则梦行走而不能前，及居深地窌苑③中；客于股肱，则梦礼节拜起；客于胞膜④，则梦溲便。凡此十五不足者，至而补之立已也。

【注释】

①聚邑冲衢：聚邑，指聚集着很多人的地方；冲衢，指交通要冲。

②刳（kū 枯）：剖割的意思。

③窌苑（jiào yuàn 窖怨）：窌，同窖，指地窖而言；苑，古代养禽兽、植林木的地方称苑。

④胞膜（zhí 直）：胞，指膀胱之下的尿路而言；膜，即直肠。

【语译】

因正气虚弱而邪气干扰，客于心脏，就会梦见山丘烟火弥漫；客于肺脏，就会梦见飞扬腾越，或看到金属一类的奇怪东西；客于肝脏，就会梦见山林树木；客于脾脏，就会梦见连绵的丘陵和巨大的湖沼，以及风吹雨淋之中的破漏房屋；客于肾脏，就会梦见身临深渊或浸没在水中；客于膀胱，就会梦见到处游荡不定；客于胃中，就会梦见饮食；客于大肠，就会梦见广阔的田野；客于小肠，就会梦见人物聚集的交通要冲；客于胆，就会梦见与人斗殴、打官司，或愤怒中剖割自己；客于生殖器官，就会梦中性交；客于项部，就会梦见杀头；客于足胫，就会梦见想要

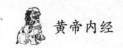

行走却不能前进，或者梦见被困于地窖、苑囿之中；客于股肱，就会在梦中行跪拜的礼节；客于尿道和直肠，就会梦到小便和大便。以上这十五种因正虚而致邪扰的疾病，可根据梦境察出其因虚致邪的脏腑或部位，针刺时，在相应的地方施以补法，就可痊愈。

顺气一日分为四时第四十四

【题解】

顺气，系指治疗疾病要顺应一日中的阴阳变化。一日分为四时，即把一日的阴阳变化按照春、夏、秋、冬四季的阴阳变化来分析。因本篇主要论述了怎样把一日按照四季划分，并且顺应一日的阴阳变化来诊断治疗疾病，故称为"顺气一日分为四时"。

【原文】

黄帝曰：夫百病之所始生者，必起于燥湿寒暑风雨，阴阳喜怒，饮食居处，气合而有形，得脏而有名①，余知其然也。夫百病者，多以旦慧②、昼安、夕加、夜甚，何也？岐伯曰：四时之气使然。

【注释】

①气而合有形，得脏而有名：气合，指邪气犯人；有形，指有脉证变化的形迹；得脏，指邪气入脏；有名，指

各种疾病都有一定的名称。

②慧：病轻而病人感觉神气清爽。

【语译】

黄帝说：各种疾病的发生，都由于燥湿寒暑风雨等外邪的侵犯，以及喜怒不节等情志刺激，饮食起居失常，生活没有规律所致，邪气侵犯内脏之后就会有各种病态出现，并且都有一定的病名。这些情况我已经知道，而疾病发生后，病人大多在早晨感觉病情轻减，神气爽快，白昼较安静，傍晚病势渐渐增重，夜间病势最甚，这是什么道理呢？岐伯说：这是由于四时的不同变化使人的阳气发生相应的盛衰而造成的。

【原文】

黄帝曰：愿闻四时之气。岐伯曰：春生、夏长、秋收、冬藏，是气之常气，人亦应之。以一日分为四时，朝则为春，日中为夏，日入为秋，夜半为冬。朝则人气始生，病气衰，故旦慧；日中人气长，长则胜邪，故安；夕则人气始衰，邪气始生，故加；夜半人气入脏，邪气独居于身，故甚也。

【语译】

黄帝说：想听你讲一下关于四时之气的问题。岐伯说：春天阳气生发，夏天阳气隆盛，秋天阳气收敛，冬天阳气闭藏，这是一年中自然界四时阳气变化的一般规律，人体的阳气变化也与此相应。以一昼夜来分四时，早晨就象春天，中午就象夏天，傍晚就象秋天，夜半时就象冬天。人的阳气变化与此相适应，早晨阳气生发，机能逐渐活跃，邪气衰退，所以病人在早晨感到清爽；中午，人的阳气逐渐隆盛，正能压邪，所以病情安静；傍晚，人的阳气开始收敛，机能渐渐衰退，邪气就相应地开始增强，所以病情加重；到了夜半，人的阳气闭藏于内脏，邪气却乘机大振，处于优势，所以疾病就显得深重。

【原文】

黄帝曰：其时有反者①何也？岐伯曰：是不应四时之气，藏独主其病者，是必以脏气之所不胜时者甚②，以其所胜时者起③也。黄帝曰：治之奈何？岐伯曰：顺天之时④，而病可与期。顺者为工，逆者为粗。

【注释】

①其时有反者：指疾病的轻重变化与前文提到的旦慧、昼安、夕加、夜甚的规律不同。

②以脏气之所不胜时者甚："脏气之所不胜时"，指受病的内脏被时日所克，因为内脏分别具有一定的五行属性，时日也分别具有五行

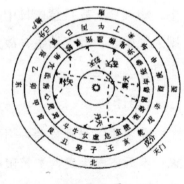

五运经天图

的属性，遇到时目的五行属性克制内脏的五行属性时，病情就要加重，例如肝病逢庚辛日或申酉时辰（金克木）就要加重。五脏分配五行：肝属木，心属火，脾属土，肺属金、肾属水。代表日的天干配五行：甲乙属木，丙丁属火，戊巳属土，庚辛属金，壬癸属水。代表时的地支配五行：寅卯属木，巳午属火，辰戌丑未属土、申酉属金，亥子属水。

③以其所胜时者起：受病内脏克制所逢时日，疾病则趋向轻减，如肝病逢戊巳日和辰戌丑未的时辰（木克土）则轻。

④顺天之时：治疗时能够根据日、时的五行配属与受病内脏的五行配属关系，施以补泻，以避免时日克脏。如脾病，则于属木的甲乙日或寅卯时，采补土泻木的方法，肺病则于属火的丙丁日或巳午时，采取补金泻火的方法等，即为顺天之时。

【语译】

黄帝说：疾病在一天中的轻重变化，也有和你说的旦慧、昼安、夕加、夜甚不同的情况，是怎么回事？岐伯说：这是疾病变化不和四时相应的缘故，这种情况出现在某一内脏单独对疾病发生决定性影响的时候。而这样的疾病，它的变化也和时间有一定的关系，当受病内脏的五行属性被时日的五行所克的时候，病就会加重，而受病内脏

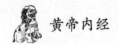

的五行属性克制时日的五行属性时，疾病就轻减。黄帝说：治疗时怎么办？岐伯说：治疗时，按照时日与受病内脏的五行关系，在适当时候施以补泻，使病脏不被时日克伐太过，疾病的治愈就大有希望。能这样做，就是高明的医生，不能这样做，就是粗劣的庸医了。

【原文】

黄帝曰：善。余闻刺有五变①，以主五输②，愿闻其数。岐伯曰：人有五脏，五脏有五变，五变有五输，故五五二十五输，以应五时③。黄帝曰：愿闻五变。岐伯曰：肝为牡脏④，其色青，其时春，其日甲乙，其音角，其味酸；心为牡脏，其色赤，其时夏，其日丙丁，其音徵，其味苦；脾为牡脏，其色黄，其时长夏，其日戊己，其音宫其味甘；肺为牝脏，其色白，其时秋，其日庚辛，其音商，其味辛；肾为牝脏，其色黑，其时冬，其日壬癸，其音羽，其味咸，是为五变。

【注释】

①五变：五种变化。本篇前面提到"人有五脏，五脏有五变"，似指每一脏器与色、时、日、音、味五者之间的关系。下文在论及与五输的关系时又仅提到脏、色、时、音、味五个方面，即将"脏"本身作为"五变"之一，而未提及"日"的问题，前后文不同，结合原文提到的五输分主五变的针刺法则，综合起来看，以疾病的表现

突出在脏，在色泽，在时（时间时甚），在音，在味（饮食）这几个方面，称为五变为妥。

②五输：指井、荥、俞、经、合五类输穴。

③五时：批春、夏、长夏、秋、冬五季而言。

④牡脏、牝（pìn 聘）脏：雄性称牡，雌性称牝。五脏中肝、心为牡脏，脾肺肾为牝脏。马莳："肝为阴中之阳，心为阳中之阳，故皆称曰牡脏。脾为阴中之至阴，肺为阳中之阴，肾为阴中之阴，故皆称曰牝脏。"张志聪："肝属木，心属火，故为牡脏，脾属土，肺属金，肾属水，故为牝脏。"二说俱可参。

【语译】

黄帝说：好。我听说刺法中有根据五变来决定针刺井、荥、俞、经、合五种输穴的情况，请谈一下其中的规律。岐伯说：人有五脏，五脏各有相应的色、时、日、音、味的五种变化，每种变化都有井、荥、俞、经、合五种输穴分别与之相应，五五相乘，所以这样的输穴有二十五个，又分别与五季相应。黄帝说：想听你讲一下五变是什么？岐伯说：肝属木，为阴中之少阳，所以称为牡脏，在色为青，在时为春，在日为甲乙，在音为角，在味为酸；心属火，为阳中之太阳，所以也称牡脏，在色为赤，在时为夏，在日为丙丁，在音为徵，在味为苦；脾属土，为阴中之至阴月，所以称为牝脏，在色为黄，在时为长

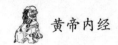

夏，在日为戊己，在音为宫，在味为甘；肺属金，为阳中之少阴，所以称为牝脏，在色为白，在时为秋，在日为庚辛，在音为商，在味为辛；肾属水，为阴中之太阴，所以也称为牝脏，在色为黑，在时为冬，在日为壬癸，在音为羽，在味为咸。这就是五变。

【原文】

黄帝曰：以主五输奈何？岐伯曰：脏主冬，冬刺井；色主春，春刺荥；时主夏，夏刺输；音主长夏，长夏刺经；味主秋，秋刺合。是谓五变以主五输①。

【注释】

①五变以主五输：马莳："五变主于五输者，何也？盖五脏主于冬，故凡病在于脏者，必取五脏之井，如肝取大敦，必取少冲之类。色生于春，故凡病在于色者，必取五脏之荥，如肝取行间，必取少府之类。时主于夏，故凡病时间时甚者，必取心脏之输，如肝取太冲，心取神门之类。音主于长夏，故凡病在于音者，必取五脏之经，如肝取中封，心取灵道之类。味主于秋，故凡病在于胃及饮食不节得病者，必取五脏之合，如肝取曲泉，心取少海之类。是之谓五变以主五输，所谓五五二十五输以应五时也。"

【语译】

黄帝说：以五变分主五俞穴，是怎样的呢？岐伯说：

五脏主冬，冬季刺井穴；五色主春，春季刺荥穴；五时主夏，夏季刺俞穴；五音主长夏，长夏刺经穴；五味主秋，秋季刺合穴。这就是五变分主五俞的情况。

【原文】

黄帝曰：诸原安合，以致六输？岐伯曰：原独不应五时，以经合之[①]，以应其数，故六六三十六输。

【注释】

①以经合之：以经穴来包括原穴，即以经穴代原穴为用。此以五时分配井、荥、俞、经、合五种腧穴，六腑本有六俞，其中除上述五俞之外，尚有原穴，而"原独不应五时"，所以将原穴合在经穴中，此时经穴和原穴具有相同的属性，以与五变相应。

【语译】

黄帝说：上边谈到的五输分别与五时相应，在井、荥、俞、经、合之外六腑本有原穴，为了达到六输之数，这些原穴怎么来配合呢？岐伯说：六腑的原穴，独与五时不相配合，而把它归在经穴之中来配应五时，这样六腑各有井、荥、俞、原、经、合六穴，六六三十六个输穴，数目就满了，而且都能与五时发生对应的联系。

【原文】

黄帝曰：何谓脏主冬，时主夏，音主长夏，味主秋，色主春？愿闻其数。岐伯曰：病在脏者，取之井；病变于

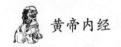
色者，取之荥；病时间时甚者，取之输；病变于音者，取之经；经满而血者，病在胃及以饮食不节得病者，取之合，故命曰味主合，是谓五变也。

【语译】

黄帝问：什么叫做脏主冬，时主夏，音主长夏，味主秋，色主春？我想知道其中的道理。岐伯答：病在脏，邪气深，治疗时应刺井穴；疾病变化显现于面色，治疗时应刺荥穴；病情时轻时重的，治疗时应刺俞穴；疾病影响到声音发生变化的，应刺经穴；经脉盛满而有瘀血现象的，病在足阳明胃，与那些因饮食不节引起的消化、营养方面的病一样，治疗时都应刺合穴。由阳明胃腑及饮食不节所致的病都与五味营养的消化吸收有关，所以说味主合。这就是五变所表现的不同特征以及五输相应的针刺法则。

外揣① 第四十五

【题解】

揣，揣摩或推测。本篇主要是探讨用针之道和疾病诊断治疗的理论。人体是一个内外相应的统一整体，故能从外表五音五色等的变化中，推测出内在五脏的病变，即"司外揣内"，故名为"外揣"。

【原文】

黄帝曰：余闻九针九篇，余亲受其调②，颇得其意。夫九针者，始于一而络于九③，然未得其要道也。夫九针者，小之则无内，大之则无外，深不可为下，高不可为盖，恍惚无穷，流溢无极，余知其合于天道人事四时之变也，然余愿杂之毫毛，浑束为一，可乎？

岐伯曰：明乎哉问也！非独针道焉，夫治国亦然。黄帝曰：余愿闻针道，非国事也。岐伯曰：夫治国者，夫惟道焉。非道，何可小大浅深杂合为一乎？

黄帝曰：愿卒闻之。岐伯曰：日与月焉，水与镜焉，鼓与响焉。夫日月之明，不失其影；水镜之察，不失其形；鼓响之应，不后其声。动摇则应和，尽得其情。

黄帝曰：窘乎哉！昭昭之明不可蔽，其不可蔽，不失阴阳也。合而察之，切而验之，见而得之，若清水明镜之不失其形也。五音不彰，五色不明，五藏波荡，若是则内外相袭，若鼓之应桴，响之应声，影之似形。故远者司外揣内，近者司内揣外，是谓阴阳之极，天地之盖，请藏之灵兰之室，弗敢使泄也。

【注释】

①外揣：揣，《说文》：量也。即推测度量的意思。外揣，就是从身体外部所表现的症状和体征，以测知内脏的变化。

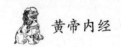

②亲受其调（diào 吊）：指亲身接受它的智慧和才略
结晶的理论。调，才略，智慧。

③始于一而终于九：指九针的理论和各种针具的名
称，在叙述时要有条有理，从一到九依次论述。

【语译】

黄帝说：我读过关于九针的九篇文章，并亲自验证了
它的规律，也大致领会了其中的道理。九针从第一针开
始，到第九针终止，都隐藏了许多深刻的道理，我还没能
真正掌握它的要领。九针的道理，精微弘大，高深玄妙，
应用无穷。我知道它符合天道、人事以及四时的变化，想
把这复杂如牛毛的论述归纳成一个纲要，不知是否可以？
岐伯说：你问得真高明呀！不但针刺的道理如此，就是治
理国家，也应如此。

黄帝说：我想听的是针刺的道理，不是谈论国事。岐
伯说：治理国家，应该有个总的纲领，如果没有总的纲
领，怎么能将大、小、深、浅各种复杂的事物统一在一
起呢？

黄帝说：希望您详尽地讲一下。岐伯说：这可用日和
月、水和镜、鼓和响来作比喻。日月照耀物体，必定会有
物体的影子出现；水和镜可以清楚地反映物体的形态；击
鼓时会发出响声，声音和击鼓的动作几乎是同时发生的。
凡形影、声响是相应和的，懂得了这些，也就能完全理解

针刺的道理了。

黄帝说：这是个使我发窘的问题。日月的光明不可遮蔽，它之所以不可遮蔽，是因为不失阴阳的道理。临床上要把各种情况结合起来观察，并通过切脉来验证，以望诊来获知外部的病象，就像清水、明镜不失真一样。若人的五音不响亮，五色不鲜明，就说明五脏的功能有了异常变动，这就是内外相互影响的道理，就如同以桴击鼓，响声随之而发生，也像影子与形体相随而又相似一样。所以通过观察病人体表的变化，就可测知内脏的变化；检查出内脏的变化，也可以推测显现于外表的证候。这就是阴阳理论的重点。天地之大，无不包括在阴阳的范围之内。请让我把它诊藏在灵兰之室，不要让它流失。

五变第四十六

【题解】

五变，原指五种变化。因文中是以五种不同质的树木遇到五种气候异常变化时的表现为例，说明人体质不同而发生不同疾病的道理，故称为"五变"。

【原文】

黄帝问于少俞曰：余闻百疾之始期也，必生于风雨寒暑，循毫毛而入腠理，或复还①，或留止，或为风肿汗出，

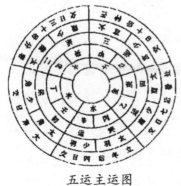

五运主运图

或为消瘅，或为寒热，或为留痹，或为积聚。奇邪淫溢，不可胜数，愿闻其故。夫同时得病，或病此，或病彼，意者天之为人生风乎，何其异也？少俞曰：夫天之生风者，非以私百姓也，其行公平正直，犯者得之，避者得无殆，非求人而人自犯之。

【注释】

①复还：孙鼎宜："复还，谓传变。"

【语译】

黄帝向少俞问道：我听说各种疾病在开始发生的时候，都由于风雨寒暑这些外邪，沿着毛窍侵入人体，到达腠理，有的发生传变，有的就留在一定的部位，邪气滞留以后，可以发展成为各种疾病，或形成风肿汗出，或发为消瘅，或为寒热往来，或为留痹，或为积聚，各不相同。到处乱窜、不能意测其行动规律的邪气，蔓延滋扰，盛于体内，就造成无以数计的各色各样的病证。我想了解一下这究竟是什么缘故。还有这样的情况，同时得病，有的生这种病，有的生那种病，我想，难道是自然有意为人安排了各种不同性质的风邪吗？不然怎么会有这么大差别呢？少俞说：自然界有风的产生，不是为这个那个人设置的，风的活动是客观存在，对哪个人都没有什么偏倚，侵犯到了谁，谁就得病；谁能够及时予防，躲避了风邪的袭击，谁就会不受危害，并不是它一定要侵犯哪个人，而是人自己未加予防而感触了它的缘故。

【原文】

黄帝曰：一时遇风，同时得病，其病各异，愿闻其故。少俞曰：善乎哉问！请论以比匠人。匠人磨斧①斤，砺刀削②，斩③材木，木之阴阳④，尚有坚脆，坚者不入，脆者皮弛⑤，至其交节，而缺斤斧焉。夫一木之中，坚脆不同，坚者则刚，脆者易伤，况其材木之不同，皮之厚薄，汁之多少，而各异耶。夫木之蚤⑥花先生叶者，遇春霜烈风，则花落而叶萎；久曝大旱，则脆木薄皮者，枝条汁少而叶萎，久阴淫雨，则薄皮多汁者，皮溃而漉；卒风暴起，则刚脆之木，枝折杌⑦伤；秋霜疾风，则刚脆之木，根摇而叶范。凡此五者，各有所伤，况于人乎！

【注释】

①斤：就是刀。

②削：刀之别名。《书》顾命疏："刀，一名削"。

③斩（zhuó 浊）：砍伐、砍削。

④木之阴阳：树木向日面为阳，背日面为阴。

⑤皮弛：皮，作"离"解，不是树木之皮。《广雅》释诂王念孙疏证："《释言》云：'皮，剥也'，《韩策》

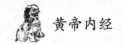

云：'因自皮面、挟眼，自屠出肠'，是离之义也。"皮弛，即松散，裂开，形容木质不坚。

⑥蚤：同早。

⑦杌（wù 勿）：树木光秃秃的，没有枝叶。慧琳《音义》卷三引《韵英》："树无枝曰杌"。

【语译】

黄帝说：同时触冒风邪，而又同时得病，所生的病却不同，这是什么缘故？我很想知道。少俞说：问得好啊！请让我以工人砍伐树木为例，来说明这个问题吧。工匠磨快了刀斧，去砍削木材，木材本身的阳面阴面，就有坚硬和脆薄的差别，坚硬的不易砍削，脆薄的松散易裂，砍削不费力气。砍到树木枝杈交节的地方，就更加坚硬，连刀斧的刃都可能崩损而出现缺口，同一个树木，它的各部分就有坚硬、脆薄的区别，坚硬的地方和脆薄的地方结实程度会大不相同，更何况不同的树木材料，其外皮的厚薄，内含水分的多少，也都不相同。树木中开花长叶较早的，遇到早春的大风和寒霜，就会花落叶萎；木质脆而外皮薄的，遇到烈日的长期曝晒或太旱，就会枝条垂落，水分蒸发过多而干枯，树叶萎黄；如果长期阴雨连绵，那些皮薄而含水量多的树木，就会树皮溃烂，水湿漉漉；如果狂风骤起，就会使刚脆的树木折断枝干，树叶掉光；遇到秋季的严霜、大风，刚脆的树木，就会树根动摇，树叶零落。

这五种情况说明，不同的树木，受外界气候的影响，损伤还有这么大的区别，更何况不同的人呢！

【原文】

黄帝曰：以人应木，奈何？少俞答曰：木之所伤也，皆伤其枝，枝之刚脆而坚，未成伤也①。人之有常病也，亦因其骨节皮肤腠理之不坚固者，邪之所舍也，故常为病也。

【注释】

①未成伤也：即未必受到伤害。成，在此作"必"解，见《国语》吴语韦注。

【语译】

黄帝说：以人和上面说的树木的情况相比，究竟是怎样的呢？少俞回答说：树木的损伤，主要表现为损折树枝，而如果树枝坚硬刚强，就未必会损折。人也是这样，有的人经常生病，这也是因为他的骨节、皮肤、腠理等部分不够坚固，因而外邪会侵入和留在那里，而经常发病。

【原文】

黄帝曰：人之善病风厥漉汗者，何以候之？少俞答曰：腘肉不坚，腠理疏，则善病风。黄帝曰：何以候肉之不坚也？少俞答曰：肉不坚，而无分理者，肉不坚，肤粗而皮不缓者，腠理疏，此言其浑然①者。

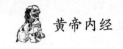

【注释】

①浑然：大致的情况。浑，大的意思。《文选》幽通赋注："浑，大也"。

【语译】

黄帝说：人有时常患风邪内侵逆于体表而汗出不止的，怎样从外表察看出来？少俞回答说：肌肉不坚固，腠理疏松，就容易患风病。黄帝问道：怎样测知肌肉不知坚固呢？少俞答道：看肌肉结集突起的部位就可以知道，如果这些地方薄弱，而又看不清皮肤的纹理，就表明全身的肌肉不坚固。皮肤粗疏而不缜密，腠理也就疏松。这些说的是观察肌肉坚固与否的大致情况。

【原文】

人之善病消瘅①者，何以候之？少俞答曰：五脏皆柔弱者，善病消瘅。黄帝曰：何以知五脏之柔弱也？少俞答曰：夫柔弱者，必有刚强，刚强多怒，柔者易伤也。黄帝曰：何以候柔弱之与刚强？少俞答曰：此人薄皮肤，而目坚固以深者，长衡直扬②，其心刚，刚则多怒，怒则气上逆，胸中畜积，血气逆留，髋皮充肌③，血脉不行，转而为热，热则消肌肤，故为消瘅。此言其人暴刚而肌肉弱者也。

【注释】

①消瘅：即消渴病。消，指津液消耗而瘦，瘅，指内

热，消瘅即指热盛于内，津液消灼而成的多饮多食及消瘦的病症。

②长衡直扬：衡，指眉上的部位言，《文选》魏都赋刘注："眉上曰衡"。扬，原指眉上下的部位，见《诗》君子偕老孔疏。这里指眉言。长衡直扬，指眉上长而且直，形容横眉瞪目的样子。

③䐃皮充肌：䐃，同宽。肮皮充肌是指皮肤肌肉充胀。

【语译】

黄帝说：人有常患消瘅病的，怎样察知呢？少俞回答说：五脏都柔弱的人就容易患消瘅病。黄帝说：怎样知道五脏是柔弱的呢？少俞回答：五脏柔弱的人，必有刚强的性气，由于性情刚暴，就会因情志变动而更伤五脏。黄帝说：怎样从外表看出五脏柔弱与性气刚强呢？少俞回答说：这类人皮肤薄弱，两目转动不灵活，眼睛深陷在眶窝中，两眉上长而直，带着怒色。这样的人性情刚强、多怒，发怒就会使气上逆，血随气上，积留胸中，使皮肤肌肉充胀，血脉通行不利，郁积而成热，热能消灼津液而使肌肤瘦薄，所以成为消瘅病，以上所谈到的，是性情刚暴而肌肉脆弱的人的情况。

【原文】

黄帝曰：人之善病寒热者，何以候之？少俞答曰：小

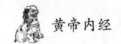

骨弱肉者，善病寒热。黄帝曰：何以候骨之小大，肉之坚脆，色之不一也？少俞答曰：颧骨者，骨之本也。颧大则骨大，颧小则骨小。皮肤薄而其肉无䐃，其臂懦懦然，其地色殆然，不与其天同色^①，污然独异，此其候也。然臂薄者，其髓不满，故善病寒热也。

【注释】

①地色殆然，不与其天同色：地，指地阁，即下巴。天，指天庭，即前额部位。殆然，色夭不泽而无神气。

【语译】

黄帝说：人有常患发冷发热这类病的，怎样测候？少俞回答说：骨胳小、肌肉弱的人，易患发冷发热的病。黄帝说：怎样测候骨胳的大小，肌肉的强弱和气色的不一致呢？少俞答说：颧骨是人身骨胳的基本标志，颧骨大的，全身骨胳就大，颧骨小的，全身骨胳都小。皮肤薄而肌肉瘦弱，没有显著突出的肉块，两臂懦然没有力气，地阁部位的色泽污暗没有光泽，和天庭部位的色泽不一样，这些就是赖以察肌肉强弱、色泽不一的外部表现。而臂部肌肉薄弱无力的，骨髓多不盛满，这说明他的阴精不足，所以易患发冷发热的病。

【原文】

黄帝曰：何以候人之善病痹者？少俞答曰：粗理而肉不坚者，善病痹。黄帝曰：痹之高下有处乎？少俞答曰：

欲知其高下者，各视其部。

【语译】

黄帝说：人有易患痹证的，怎样测候呢？少俞回答说：皮肤纹理粗疏，而肌肉又不坚实的人，就容易患痹证。黄帝说：痹病部位的上下，有固定地方吗？少俞答说：想知道痹证发病部位的上下，要察看各部位的情况，虚的部位就容易患病。

【原文】

黄帝曰：人之善病肠中积聚者，何以候之？少俞答曰：皮肤薄而不泽，肉不坚而淖泽①。如此，则肠胃恶，恶则邪气留止，积聚乃作，脾胃之间，寒温不次，邪气稍至，稸②积留止，大聚乃起。

【注释】

①淖泽：微有湿润。《素问》经络论王冰注："淖泽，谓微湿润也"。

②稸：同畜，蓄积的意思。慧琳《音义》引《苍颉篇》云："稸，聚也，积也。"

【语译】

人有易患肠中积聚病的，怎样测候呢？少俞回答说：皮肤薄而不润泽，肌肉虽微觉滑润却不坚实，说明他的肠胃不好，以致产生的营养津液不足，肠胃机能差，就容易使邪气留滞在内，形成积聚。当着饮食寒温失了正常的秩

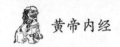

序，邪气在脾胃间稍有侵犯，就容易造成蓄积停留，形成较重的积聚病。

【原文】

黄帝曰：余闻病形^①，已知之矣！愿闻其时^②。少俞答曰：先立其年，以知其时。时高则起，时下则殆^③，虽不陷下，当年有冲通，其病必起，是谓因形而生病^④，五变之纪也。

【注释】

①病形：即显示某种疾病存在的形态特征，如前文所言，"小骨弱肉者，善病寒热"，而表现小骨（如颧骨小）、弱肉（其肉无䐃）的各种外部形态变化，就是病形。

②时：指正在生病的时间及其与疾病的关系。

③时高则起，时下则殆：疾病的发生发展与外界气候因素有密切关系，而根据运气学说，气候的变化又决定于各年的不同时序，大致说来，不同的年分，有不同的全年气候总特征，这个年度的总特征称为大运，每年分成五个季节，各有固定的气候特征，称为主运，按纪年的干支，又有每年各不相同的依时序出现的五种非固定气候，称为客运。此外，一年之内，还分成六个阶段，每个阶段有永远不变的固定的气候因素，称为主气，依纪年干支而又有各阶段的不固定的气候因素，称为客气，因此影响某年的某个时季气候的因素很多，这些因素又都不是孤立存在，

而是相互作用的，就对疾病的影响来说。以气与运的关系和主、客气之间的关系状况为最重要。而这些关系是根据五行的生克来表现的。某一时序的气候因素。尤以主气客气相互作用对人体影响更大。若把主气和客气合起来，就能更具体地推测一年气候的逆顺等情况，以测知对人体的影响，每年轮转的客气加在固定不变的主气上，便称为客主加临，若客气胜过主气，就称为顺，以客气为上，主气为下，这种客气加临于主气之上的情况就是上胜下，而上胜下的顺，实际上标志当时气候变化较小，不剧烈，对人体来说，有利于机体的正常活动，发病轻缓，疾病易愈，这种情况就是"时高则起"。反之，若主气胜过客气，则称为逆，也就是下胜上，标志当时的气候变化大而剧烈，使人体发病重、急、病不易愈，这就是"时下则殆"的意思。

④因形而生病：形，指人本身的五行属性。古人根据人的气质，将人分成五种类型，分别以五行加以概括，如木形之人，土形之人等，不同类型的人，在不同的时间里，由于五行生克、反侮关系而导致生病，即谓之"因形而生病"。如：因反侮关系，而金形之人病于丁壬年（属木）及木形之人病于甲己年（属土）等。

【语译】

黄帝说：我了解了疾病的外部表现，已经知道怎样从

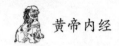

外部测候疾病变化的常识。还想知道时序因素对疾病影响的情况。少俞回答说：先要确定代表某一年的干支，从干支来推算每年的客气加临于主气时的顺逆情况，一般地说，客气胜过主气，为上胜下，属顺，这时，疾病易于趋向轻缓和全愈，反之，主气胜过客气，为下胜上，属逆，这时疾病容易转向危重。有时虽然不属主气胜于客气的下胜上的情况，但由于年运的影响，也会发病，这是因各人不同的身体、气质类型与年运的五行属性的生克、反侮等关系所导致的。这些都是五变的纲领性的认识。

本脏第四十七

【题解】

本，即根本；本脏，以脏腑为根本的意思。因文中论述精、神、血、气、魂、魄都藏于五脏，水谷津液则在六腑中传化。脏腑功能正常，人体才正常，疾病的发生也是以脏腑功能失常为其根本，故称为"本脏"。

【原文】

黄帝问于岐伯曰：人之血气精神者，所以奉生而周于性命者也；经脉者，所以行血气而营阴阳，濡筋骨，利关节者也；卫气者，所以温分肉，充皮肤，肥腠理，司关合者也；志意者，所以御精神，收魂魄，适寒温，和喜怒者也。是故血和则经脉流行，营复阴阳，筋骨劲强，关节清利矣；卫气和则分肉解利，皮肤调柔，腠理致密矣；志意和则精神专直，魂魄不散，悔怒不起，五藏不受邪矣；寒温和则六府化谷，风痹不作，经脉通利，肢节得安矣。此人之常平也。五藏者，所以藏精神血气魂魄者也；六府者，所以化水谷而行津液者也，此人之所以具受于天地也，无愚智贤不肖，无以相倚也。然有其独尽天寿，而无邪僻①之病，百年不衰，虽犯风雨卒寒大暑，犹有弗能害也；有其不离屏蔽室内，无怵惕之怒，然犹不免于病，何也？愿闻其故。

岐伯曰：窘乎哉问也！五藏得，所以参天地，副阴阳，而连四时，化五节者也。五藏者，固有小大、高下、、坚脆、端正、偏倾者，六府亦有小大、长短、厚薄、结直、缓急。凡此二十五者②，各不同，或善或恶，或吉或凶，请言其方③。

心小则安，邪弗能伤，易伤以忧；心大则忧不能伤，易伤于邪。心高则满于肺中，悗而善忘，难开以言；心下则藏外，易伤于寒，易恐以言。心坚则藏安守固；心脆则善病消瘅热中。心端正则和利难伤；心偏倾则操持不一，无守司也。

肺小则少饮，不病喘喝；肺大则多饮，善病胸痹、喉痹、逆气。肺高则上气，肩息咳；肺下则居贲迫肺，善胁下痛。肺坚则不病咳上气；肺脆则苦病消瘅易伤。肺端正

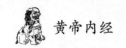

则和利难伤；肺偏倾则胸偏痛也。

　　肝小则藏安，无胁下之病；肝大则逼胃迫咽，迫咽则苦膈中，且胁下痛。肝高则上支贲切胁悗，为息贲；肝下则逼胃，胁下空，胁下空则易受邪。肝坚则藏安难伤；肝脆则善病消瘅，易伤。肝端正则和利难伤；肝偏倾则胁下痛也。

　　脾小则藏安，难伤于邪也；脾大则苦凑䏚④而痛，不能疾行。脾高则䏚引季胁而痛；脾下则下加于大肠，下加于大肠则藏苦受邪。脾坚则藏安难伤；脾脆则善病消瘅易伤。脾端正则和利难伤；脾偏倾则善满善胀也。

　　肾小则藏安难伤；肾大则善病腰痛，不可以俯仰，易伤以邪。肾高则苦背膂痛，不可以俯仰；肾下则腰尻痛，不可以俯仰，为狐疝。肾坚则不病腰背痛；肾脆则善病消瘅易伤。肾端正则和利难伤；肾偏倾则苦腰尻痛也。凡此二十五变者，人之所苦常病。

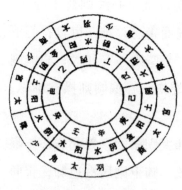

五音建运太少相生图

　　黄帝曰：何以知其然也？岐伯曰：赤色小理者，心小；粗理者，心大。无髑骺⑤者，心高；髑骺小短举者，心下。髑骺长者，心下坚；髑骺弱小以薄者，心脆。髑骺直下不举者，心端正；髑骺倚一方者，心偏倾也。

白色小理者，肺小；粗理者，肺大。巨肩反膺⑥陷喉⑦者，肺高；合腋张胁者，肺下。好肩背厚者，肺坚；肩背薄者，肺脆。背膺厚者，肺端正；胁偏疏者，肺偏倾也。

青色小理者，肝小；粗理者，肝大。广胸反骹⑧者，肝高；合胁兔骹⑨者，肝下。胸胁好者，肝坚；胁骨弱者，肝脆。膺腹好相得者，肝端正；胁骨偏举者，肝偏倾也。

黄色小理者，脾小；粗理者，脾大。揭唇者，脾高；唇下纵者，脾下。唇坚者，脾坚；唇大而不坚者，脾脆。唇上下好者，脾端正；唇偏举者，脾偏倾也。

黑色小理者，肾小；粗理者，肾大。高耳者，肾高；耳后陷者，肾下。耳坚者，肾坚；耳薄不坚者，肾脆。耳好前居牙车者，肾端正；耳偏高者，肾偏倾也。凡此诸变者，持则安，减则病也。

帝曰：善！然非余之所问也，愿闻人之有不可病者，至尽天寿，虽有深忧大恐，怵惕之志，犹不能感也，甚寒大热，不能伤也；其有不离屏蔽室内，又无怵惕之恐，然不免于病者，何也？愿闻其故。岐伯曰：五藏六府，邪之舍也，请言其故。五藏皆小者，少病，苦燋心，大愁忧；五藏皆大者，缓于事，难使以忧。五藏皆高者，好高举措；五藏皆下者，好出人下。五藏皆坚者，无病；五藏皆脆者，不离于病。五藏皆端正者，和利得人心；五藏皆偏倾者，邪心而善盗，不可以为人平，反复言语也。

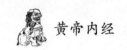

黄帝曰：愿闻六府之应。岐伯答曰：肺合大肠，大肠者，皮其应；心合小肠，小肠者，脉其应；肝合胆，胆者，筋其应；脾合胃，胃者，肉其应；肾合三焦、膀胱；三焦、膀胱者，腠理毫毛其应。

黄帝曰：应之奈何？岐伯曰：肺应皮。皮厚者，大肠厚；皮薄者，大肠薄；皮缓，腹里大者，大肠大而长；皮急者，大肠急而短；皮滑者，大肠直；皮肉不相离者，大肠结。

心应脉，皮厚者脉厚，脉厚者小肠厚；皮薄者脉薄，脉薄者小肠薄；皮缓者脉缓，脉缓者小肠大而长；皮薄而脉冲小^⑨者，小肠小而短；诸阳经脉皆多纡屈者，小肠结。

脾应肉。肉䐃坚大者，胃厚；肉䐃么^⑩者，胃薄；肉䐃小而么者，胃不坚；肉䐃不称身者，胃下，胃下者，下管约不利。肉䐃不坚者，胃缓；肉䐃无小里累者，胃急；肉䐃多小里累者，胃结，胃结者，上管约不利也。

肝应爪。爪厚色黄者，胆厚；爪薄色红者，胆薄；爪坚以青者，胆急；爪濡色赤者，胆缓；爪直色白无纹者，胆直；爪恶色黑多纹者，胆结也。

肾应骨。密里厚皮者，三焦、膀胱厚；粗理薄皮者，三焦、膀胱薄；疏腠理者，三焦、膀胱缓；皮急而无毫毛者，三焦、膀胱急；毫光美而粗者，三焦、膀胱直；稀毫毛者，三焦、膀胱结也。

黄帝曰：厚薄美恶皆有形，愿闻其所病。岐伯答曰：

视其外应，以知其内藏，则知所病矣。

【注释】

①邪僻：指不正之气，包括内因和外因等致病因素。

②二十五者：指五脏各有大小、坚脆、高下、端正，偏倾等不同情况，五乘五，计二十五种情况。

③方：有"别"义。见《国语·楚词》注。

④䏚（miǎo 秒）：胁下空软处。

⑤髑（hé 合）骬（yú 于）：鸠尾骨。又名剑突。

⑥反膺：指胸部突出而向外。

⑦陷喉：指因胸部突出而喉的位置必表现后缩或内陷。

⑧反骹（qiāo 敲）、兔骹：骹，骨也。肋骨隆起为反骹；肋骨隐伏叫兔骹。

⑨冲小：即虚小。杨上善："冲，虚也，脉虚小也。"

⑩么：细小。

【语译】

黄帝问岐伯说：人的气血精神，是用来奉养生命以维持正常生理机能的物质，经脉是气血运行的通道，能使气血运行于机体内外，濡润筋骨，滑利关节；卫气能温煦肌肉，充养皮肤，滋润腠理，主导汗孔的开合；人的意志，能够统驭精神，收摄魂魄，适应气候寒温的变化，调节情绪。血脉通调和顺，则气血畅行，流行周身，营养肌体，

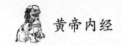

从而强劲筋骨，滑利关节；卫气的功能正常，则使肌肉滑润，皮肤柔和润泽，腠理致密；志意专注，则精神集中，思维敏捷，魂魄安定，不产生懊悔愤怒的情绪变化，五脏就不会遭受邪气的侵扰。如寒热调和，六腑就能运化五谷，使风病、痹病等无从产生，经脉通利，肢体关节灵活。以上就是人体正常的生理状态。五脏贮藏精神气血魂魄，六腑传化水谷而输送津液。这些功能，都是先天所赋，与人的愚笨、聪明、贤能、浅薄无关。但有的人能享尽天年，不受邪气侵扰，老而不衰，即使是风雨、骤寒暴暑，也不能伤害他；有的人虽然足不出户，也没有受到忧伤、惊恐的刺激，但仍免不了生病，这是为什么？请讲解一下好吗？

岐伯回答说：这个问题很难解答！五脏的生理功能，是与自然界相适应的，符合阴阳变化的规律，并与四时的变化相联系，与五个季节的五行相适应，五脏本身就有大小、高低、坚脆、端正及偏斜的不同，六腑也有大小、长短、厚薄、曲直、缓急的差异。这二十五种情况各不相同，分别显示着善恶吉凶，请允许我详加说明。

心脏小，则神气敛藏安定，邪气不易侵害人，但人易伤于忧愁；心脏大，则人不易伤于忧愁，而易被邪气所伤。心位偏高，则向上压迫肺使肺气壅滞，令人烦闷不舒而健忘，固执己见；心位偏低，则心神之脏气外散，令人易受寒邪，易被言语恐吓。心脏坚实的，则脏气安定，守卫固密；心脏脆弱，则人容易患消瘅病及热中。心脏端正，则神气血脉和利，邪气难以侵害人；心脏偏斜不正，则操守不坚，使人无主见。

肺脏小，则饮邪很少停留，不会使人喘息；肺脏大，则多有饮邪停滞，易使人患胸痹、喉痹及气逆的病。肺位偏高，则气机上逆，使人抬肩喘咳；肺位偏低，则居处接近横膈，以致胃脘上迫于肺，使人易患胁下疼痛的病。肺脏坚实，则人不易患咳逆上气；肺脏脆弱的，则易患消瘅。肺脏端正的，则肺气调和宣通，使人不易被邪气所伤。肺脏偏斜的，则使人胸中偏痛。

肝脏小，则脏气安宁，令人不患胁下痛；肝脏大，则压迫胃脘，上迫咽部面令人患膈中症，且胁下疼痛。肝位偏高，则向上支撑膈部，并紧贴着胁部使其满闷，成为息贲病；肝位偏低，则逼迫胃脘，令胁下空人，大肠通顺；皮肤与肌肉不相附的人，大肠多结涩不畅。

心与脉相应。皮肤厚的人，脉就厚，脉厚的人小肠就厚；皮肤薄的人，脉就薄，脉薄的人小肠就薄；皮肤松弛的人，脉就弛缓，脉弛缓的人小肠就大而长；皮肤薄而脉虚小的人，小肠就小而短；三阳经脉的部位多见弯弯曲曲的血脉的人，小肠就结涩不畅。

脾与肉相应，肉䐃坚实壮大的人，胃体就厚；肉䐃细薄的人，胃体就薄。肉䐃细小薄弱的人，胃体就不坚实；肉䐃瘦薄与身体不相称的人，胃就下垂，胃下垂，则胃下

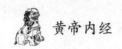

口约束不利。肉䐃不坚实的人则胃弛缓；肉䐃无小颗粒累累的人，胃体紧敛。肉䐃有小颗粒累累的，胃气结涩，胃气郁结，则胃上口约束不利。

胆与爪相应。爪甲厚实色黄的人，胆厚；爪甲薄弱色红的人，胆薄。爪甲坚硬色青的人，胆紧敛；爪甲濡软而色赤的人，胆弛缓。爪甲正常色白无纹理的人，胆气舒畅；爪甲异常色黑多纹理的人，胆气郁结不畅。

肾与骨相应。皮肤纹理致密厚实的人，三焦与膀胱都厚实；皮肤纹理粗疏薄弱的人，三焦与膀胱都薄弱。皮肤纹理疏松的人，三焦与膀胱弛缓；皮肤紧张而无毫毛的人，三焦与膀胱都紧敛，毫毛美泽而粗的人，三焦与膀胱之气疏畅；毫毛稀疏的人，三焦与膀胱之气都郁结不畅。

黄帝说：脏腑的厚薄、好坏都有一定的迹象，而它们所发生的病变是怎样的呢？岐伯回答说：脏腑与体表组织是内外相应的，观察外在的体表组织，就可知道脏腑的情况，从而可以了解到内脏所发生的病变。

谈，就可以了解到所发生的病变了。

卷之八

禁服第四十八

【题解】

禁，禁诫；服，服从。因文中主要阐述针灸治疗疾病的高深原理，以及在具体运用中遵循和禁忌的内容，故称为"禁服"。

【原文】

雷公问于黄帝曰：细子①得受业，通于九针六十篇，但暮勤服之，近者编绝②，久者简垢③，然尚讽诵弗置，未尽解于意矣。《外揣》言浑束为一，未知所谓也。夫大则无外，小则无内，大小无极，高下无度，束之奈何？士之才力，或有厚薄，智虑褊浅④，不能博大深奥，自强于学若细子，细子恐其散于后世，绝于子孙，敢问约之

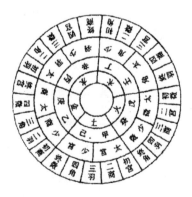

五运客运图

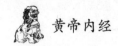
奈何？黄帝曰：善乎哉问也！此先师之所禁，坐⑤私传之也，割臂歃血之盟⑥也，子若欲得之，何不斋乎！雷公再拜而起曰：请闻命于是也。乃斋宿⑦三日而请曰：敢问今日正阳⑧，细子愿以受盟。黄帝乃与俱入斋室，割臂歃血。黄帝亲祝曰：今日正阳，歃血传方，有敢背此言者，必受其殃。雷公再拜曰：细子受之。黄帝乃左握其手，右授之书，曰：慎之慎之，吾为子言之。

【注释】

①细子：俗称小子，自谦之辞。

②编绝：古时无纸，文字都书于竹简上，而用皮条将其连贯起来，称为编，编绝，是指连贯竹简用的皮条断了。

③简垢：简即竹简；垢，尘污。简垢，是指竹简上有污垢。

④褊浅：褊，狭也；浅，肤浅。褊浅，狭隘肤浅的意思。

⑤坐：《一切经音义》二引《苍颉》："坐，罪（zuì 罪）也。"盖谓慎于传授，否则当以为罪也。

⑥割臂歃（sà 飒）血之盟：割臂就是在臂膊上刀割出血；歃血，是盟者以血涂口旁。割臂歃血之盟是古代最郑重的一种盟誓的仪式，以示决不背信弃约。

⑦斋宿：即沐浴更衣，素食独宿，止其嗜欲，使心志

专一，以示至诚。

⑧正阳：即正午的时间。

【语译】

雷公向黄帝问道：我自从接受了您所传授的九针六十篇以后，从早到晚勤奋地加以学习，尽管编绝简垢，仍不断地阅读背诵，虽然如此，还是不能完全了解其中的精义。《外揣》里说的"浑束为一"，我还未解其意。既然说九针的道理，大到不可再大，细到不能再细，它的大与小已经到了极点；它的至高无上，至深无下，也到了无法度量的境地，这样的博大精深，怎样将其归纳总结起来呢？况且人们的聪明才智，有厚有薄，有的智慧过人，思虑周密，也有的浅见薄识，不能领会它的高深的道理，又不能象我一样的刻苦努力学习，我恐怕这样长期下去，这一精深的学术就会流散，就会失传，子孙也就难于逐代的继承下来。因此我想向您请教怎样把它概括起来？黄帝说：你问的很好。这正是先师再三告诫，禁止轻易地传授给人的重要内容，必须经过割臂歃血的盟誓，才可以传授的。你要想得到它，何不至诚地斋戒呢！雷公很有礼貌地说：我愿遵照你说的去做。于是雷公很虔诚地斋宿三天，然后再来请求说：在今天正午的时候，我愿受盟传方。黄帝和他一同进入斋室，举行割臂歃血的仪式，黄帝亲自祝告说：今天在正午的时候，通过歃血的仪式传授医学要

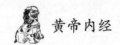

道，如果谁违背了今天的誓言，必定遭受灾殃。雷公说：我愿接受盟戒。黄帝就用左手握住雷公的手，右手将书授给雷公，并且说：一定要慎而又慎啊！我现在给你讲一下其中的道理。

【原文】

凡刺之理，经脉为始，营其所行，知其度量，内次五脏，外别六腑，审察卫气，为百病母，调其虚实，虚实乃止，泻其血络，血尽不殆矣。雷公曰：此皆细子之所以通，未知其所约也。黄帝曰：夫约方①者，犹约囊②也，囊满而弗约，则输泄，方成弗约，则神与弗俱③。雷公曰：愿为下材者，勿满而约之。黄帝曰：未满而知约之，以为工，不可以为天下师。

【注释】

①约方：将医道中的许多诊断和治疗方法，提纲挈领，归纳起来，叫做约方。

②约囊：是将布袋口扎起来的意思。

③神与弗俱：即无神或不能传神的意思。

【语译】

凡是要掌握针刺治病的道理，首先要熟悉经脉，掌握它循行的规律，知道它的长短和每经气血多少的差异，内知五脏的次序，外别六腑的功能，同时要审察卫气的变化，以作为研究百病发生原因的根据，进而用适当的方法，调治疾病的虚实，若治疗得宜，则由于虚实而出现的病变，都会停止发展。病在血络的，用刺络法，泻其血络，使邪血尽去，病情就会好转。雷公说：这些道理我是知道的，但还不能归纳起来掌握其要领。黄帝说：约方就象将一个袋子的口扎住一样，袋子满了，如果不扎住袋口，则所装的东西就会漏掉。学到的许多诊断和治疗方法，如果不能提纲挈领加以总结归纳，则杂而不精，不能出神入化，运用自如。雷公说：愿作下等人材的人，不求学识渊博，不等学的完满，就想归纳精简，其结果会怎样呢？黄帝说：这样的人只能做个一般的医生，而不能成为一个高明医生，更不能成为一天下的师表。

【原文】

雷公曰：愿闻为工。黄帝曰：寸口主中，人迎主外，两者相应，俱往俱来，若引绳大小齐等①，春夏人迎微大，秋冬寸口微大，如是者名曰平人②。

【注释】

①若引绳大小齐等：形容人迎、寸口脉搏的跳动相等。《太素》卷十四人迎脉口诊注："二人共引一绳，彼牵而去，其绳并去；此引而来，其绳并来。寸口人迎，因呼吸牵脉往来，其动是同，故曰齐等也。"

②平人：指无病之人。

【语译】

雷公说：我愿听一听做一般医生所应知道的理论。

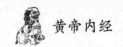

　　黄帝说：寸口脉主候在内的五脏的变化，颈部的人迎脉，主候在外的六腑的变化，寸口、人迎二脉表里相应，往来不息，其搏动力量从理论上说应该大小相等，但春夏阳气盛，人迎脉略大一些，秋冬阴气盛，寸口脉略大一些，这就是无病之人的表现。

【原文】

　　人迎大一倍于寸口，病在足少阳，一倍而躁，在手少阳。人迎二倍，病在足太阳，二倍而躁，病在手太阳。人迎三倍，病在足阳明，三倍而躁，病在手阳明。盛则为热，虚则为寒，紧则为痛痹，代则乍甚乍间。盛则泻之，虚则补之，紧痛则取之分肉，代则取之血络且饮药，陷下则灸之，不盛不虚，以经取之，名曰经刺。人迎四倍者，且大且数，名曰溢阳，溢阳为外格，死不治。必审按其本末，察其寒热，以验其脏腑之病。

【语译】

　　人迎比寸口的脉象大一倍，是病在足少阳经，大一倍而躁疾的，病在手少阳经，人迎脉大于寸口的两倍，病在足太阳经，大二倍而躁疾的，是病在手太阳经。人迎脉大于寸口三倍，病在足阳明经，大三倍而躁疾，则病在手阳明经。人迎脉盛大，阳气内盛则为热，脉虚小，阳气内虚则为寒。脉紧的为痛痹，出现代脉的，则有忽痛忽止，时轻时重的病症。治疗时，脉盛的用泻法，脉虚的用补法，脉紧而疼痛的，则针刺分肉之间的穴位，脉代的取血络放血，并配合服药。脉陷下不起的，有寒滞，用灸法治疗。不盛不虚，正经自病的，则取治于有病的本经，这叫做经刺。人迎脉比寸口大四倍，大而且数，阳脉甚盛，名曰溢阳，溢阳是阴气格阳于外的现象，阴阳将要离决，属不治的死症。必须详细研究其疾病的全过程，辨清属寒属热，以判明脏腑的病变，并据以进行治疗。

【原文】

寸口大于人迎一倍，病在足厥阴，一倍而躁，在手心主。寸口二倍，病在足少阴，二倍而躁，在手少阴。寸口三倍，病在足太阴，三倍而躁，在手太阴。盛则胀满，寒中食不化，虚则热中，出糜①，少气，溺色变，紧则痛痹，代则乍痛乍止。盛则泻之，虚则补之，紧则先刺而后灸之，代则取血络而后调之，陷下则徒②灸之，陷下者，脉血结于中，中有著血③，血寒，故宜灸之，不盛不虚，以经取之。寸口四倍者，名曰内关，内关者，且大且数，死不治。必审察其本末之寒温，以验其脏腑之病。

【注释】

①出糜（mǐ米）：谓粪便如糜粥状。

②徒：仅仅。

③著血：指脉管内有瘀血附着。

【语译】

寸口脉大于人迎一倍，病在足厥阴经，大一倍而加以

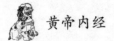

躁疾，病在手厥阴经。寸口脉大于人迎二倍，病在足少阴经，大二倍而加以躁疾，则病在手少阴经。寸口脉大于人迎三倍，病在足太阴经，大三倍而加以躁疾，则病在手太阴经。寸口脉主阴，寸口脉现盛大的，是阴气过盛，可出现胀满，寒滞中焦，食不消化等症。寸口脉现虚弱的，是阴虚，阴虚则阳气来乘，出现肠胃中热，排出的大便如糜粥样，少气，溺色也变黄。脉紧的属寒，出现痛痹，脉代的是血脉不调，时痛时止。治疗时，脉盛的用泻法，脉虚的用补法，脉紧的先针刺而后用灸法，脉代的刺血络泄去邪血，而后用药物调治。脉虚陷下不起的，采用灸法治疗。脉虚陷下不起是脉中的血行凝结，并有瘀血附着在脉中，这是因为寒气深入于血，血因寒而滞，故宜用灸法以通阳散寒。不盛不虚本经自病的，可以从本经取穴治疗。寸口脉大于人迎脉四倍，叫做内关，内关是阴气过盛，使阳气不能与阴气相交而外越，内关的脉象是大而且数，因阴阳隔绝，是不易治疗的死症。必须详细审察致病的本末及其寒热的不同，从而判明脏腑的病变，加以治疗。

【原文】

通其营输①，乃可传于大数②。大数曰：盛则徒泻之，虚则徒补之，紧则灸刺且饮药，陷下则徒灸之，不盛不虚，以经取之。所谓经治者，饮药，亦用灸刺。脉急则引③，脉大以弱，则欲安静，用力无劳也。

【注释】

①通其营输：营指营运，输指输注，通其营输指通晓经脉运行和输注的道理。

②大数：指治疗上的大法而言。

③引：导引的意恩。

【语译】

必须通晓脉的运行和输注的道理，才能进一步传授针灸治病的大法。大法的原则是：脉盛的用泻法，脉虚的用补法，脉紧的可灸刺服药三者并用。脉虚陷不起的则用灸法，脉不盛不虚本经自病的，就从本经取穴治疗。所谓经治，就是或服药，或灸刺，随其经脉所宜而选用施治方法。脉急的是邪盛，可兼用导引法以去病。脉大而弱的属于阴不足，宜安静以养阴。不要用力太过，烦劳过度。

五色第四十九

【题解】

本篇叙述了五色所见部位、主病和观察方法，是望诊的主要理论依据。五色，系指面部青、赤、黄、白、黑五种色泽，故称为"五色"。

【原文】

雷公问于黄帝曰：五色独决于明堂乎？小子未知其所

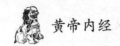
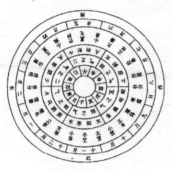

六气主时节气图

谓也。黄帝曰：明堂者，鼻也。阙者，眉间也。庭者，颜也。蕃者，颊侧也。蔽者，耳门也。其间欲方大，去之十步，皆见于外，如是者寿必中百岁。

雷公曰：五官之辩奈何？黄帝曰：明堂骨高以起，平以直，五藏次于中央，六府挟其两侧，前面上于厥庭，王宫在于下极。五藏安于胸中，真色以致，病者不见，明堂润泽以清，五官恶得无辨乎？雷公曰：其不辨者，可得闻乎？黄帝曰：五色之见也，各出其色部。部骨陷者，必不免于病矣。其色部乘袭者，虽病甚，不死矣。雷公曰：官五色奈何？黄帝曰：青黑为痛，黄赤为热，白为寒，是谓五官。

雷公曰：病之益甚，与其方衰如何？黄帝曰：外内皆在焉，切其脉口滑小紧以沉者，病益甚，在中；人迎气大紧以浮者，其病益甚，在外。其脉口浮滑者，病日进；人迎沉而滑者，病日损。其脉口滑以沉者，病日进，在内；其人迎脉滑盛以浮者，其病日进，在外。脉之浮沉及人迎与寸口气小大等者，病难已[1]。病之在藏，沉而大者，易已，小为逆；病在府，浮而大者，其病易已。人迎盛坚[2]者，伤于寒；气口盛坚[2]者，伤于食。

雷公曰：以色言病之间甚奈何？黄帝曰：其色粗以

明，沉夭者为甚；甚色上行者，病益甚；其色下行如云彻散者，病方已。五色各有藏部，有外部，有内部也。色从外部走内部者，其病从外走内；其色从内走外者，其病从内走外。病生于内者，先治其阴，后治其阳，反者益甚；其病生于阳者，先治其外，后治其内，反者益甚。其脉滑大以代而长者，病从外来，目有所见，志有所恶，此阳气之并也，可变而已。雷公曰：小子闻风者，百病之始也；厥逆者，寒湿之起也。别之奈何？黄帝曰：常侯阙中，薄泽为风，冲浊③为痹，在地为厥。此其常也，各以其色言其病。

雷公曰：人不病卒死，何以知之？黄帝曰：大气④入于藏府者，不病而卒死矣。雷公曰：病小愈而卒死者，何以知之？黄帝曰"赤色出两颧，大如母指者，病虽小愈，必卒死。黑色出于庭，大如母指，必不病而卒死。雷公再拜曰：善哉！其死有期乎？黄帝曰"察色以言其时。

雷公曰：善乎！愿卒闻之。黄帝曰："庭者，首面也；厥上者，咽喉也；厥中者，肺也；下极者，心也；直下者，肝也；肝左者，胆也；下者，脾也。方上者，胃也；中央者，大肠也；挟大肠者，肾也；当肾者，脐也；面王以上者，小肠也；面王以下者，膀胱，子处也；颧者，肩也；颧后者，臂也；臂下者，手也"目内眦上者，膺乳也；挟绳而上者，背也；循牙车以下者，股也；中央者，膝也；膝以下者，胫也；当胫以下者，足也；臣分者，股

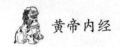

里也；巨屈者，膝膑也。此五藏六府肢节之部也，各有部分，有部分，用阴和阳，用阳和阴，当明部分，万举万当。能别左右，是谓大道。男女异位，故曰阴阳。审察泽夭，谓之良工。

沉浊为内，浮泽为外。黄赤为风，青黑为痛，白为寒，黄而膏润为浓，赤甚者为血，痛甚为挛，寒甚为皮不仁。五色各见其部，察其浮沉，以知浅深；察其泽夭，以现成败；察其散抟，以知远近；视色上下，以知病处；积神于心，以知往今。故相气不微，不知是非，属意勿去，乃知新故。色明不粗，沉夭为甚，不明不泽，其病不甚。其色散，驹驹然未有聚，其病散而气痛，聚未成也。

肾乘心，心先病，肾为应，色皆如是。男子色左于面王，为小腹痛，下为卵痛，其圜直⑤为茎痛，高为本，下为首，狐疝阴⑥之属也。女子在于面王，为膀胱、子处之病，散为痛，抟为聚，方员左右，各如其色形。其随而下至胝⑦为淫，有润如膏状，为暴食不洁。左为左，右为右，其色有邪，聚散而不端，面色所指者也。色者，青黑赤白黄，皆端满有别乡⑧。别乡赤者，其色亦大如榆英，在面王为不日。其色上锐，首空上向"下锐下向，在左右如法。以五色命藏，青为肝，赤为心，白为肺，黄为脾，黑为肾。肝合筋，心合脉，肺合皮，脾合肉，肾合骨也。

【注释】

①病难已：应作"病易已"。《终始》、《禁服》各篇，

所言病者，均以人迎气口不等，致为虚实寒热，诚以阴阳不能和平，故为病态；今则"脉之浮沉及人迎寸口气小大等者"正说明阴阳平和，疾病向好的方向发展，故病易已。

②坚：《太素》卷十四人迎脉口诊，《甲乙》卷四第一上，均作"紧"。

③冲浊：沉浊。

④大气：指极厉害的邪气。

⑤圜（yuán 圆）直：圜，同"圆"。李衾莪："圜直，指人中水沟穴也。人中有边圆而直者。"

⑥㿗（tuí 颓）阴："㿗，同"癫"。㿗阴，就是阴囊偏大的癫疝病。

⑦至胝：胝，系"脤"之形误，服为唇的借字。至脤，即至唇。

⑧别乡：别的部位。张志聪："别乡者，如小肠之部在面王，而面王者，乃心之别乡也"。

【语译】

雷公问黄帝道：五色只是取决于明堂吗？小子不知道是否这样。黄帝说：明堂就是鼻，阙是两眉之间，庭是额颅，蕃是面颊两侧，蔽是耳门。这些部位要端正宽大，在距离十步远的地方，都能看清它们的外形，象这样的人，一定会长命百岁。

雷公问：五官该怎么分辨呢？黄帝说：鼻子骨骼高而突起，平顺而直。五脏的脉有序地排列在鼻子中央，六腑的脉挟持在鼻子两旁，头在天庭、阙口的上面，心在两眉之间的下极。如果五脏安居胸中，正常的颜色就会在面部出现，而不会出现病色，明堂泽润而清明，五官怎么会不分明呢？黄帝说：五色的出现，都是出现在各自的色部上。如果色部下陷，那就一定是相应的部位发生了病变。如果色部出现子部承袭母部的情况，如心部见黄之类，即使病得厉害也不会死。雷公问：五色的证候是什么？黄帝说：青色、黑色是疼痛的证候，黄色、赤色是热病的证候，白色是寒病的证候，这就叫做五官。

雷公问：病情正加重，与病情正减轻，如何分辨呢？黄帝说：外腑内脏的病情都存在加重与减轻的分别。切摸寸口，脉滑、小、急而沉的，是病情加重，病在五脏，人迎气大、急而浮的，也是病情加重，病在六腑。如果寸口脉浮而滑，是病情日益减轻。人迎脉沉而滑的，也是病情日益减轻；如果寸口脉滑而沉，是病情日益发展，病在五脏；如果人迎脉滑、盛而浮的，也是病情日益发展，病在六腑。各经脉气的浮沉以及人迎与寸脉气的大小相等的，病很难治

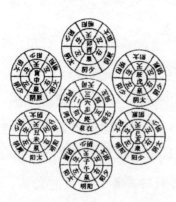

司天在泉左右间气图

愈。病在五脏，脉沉而大的，阴阳和，容易治愈，脉沉而小的，纯阴，逆而难愈。病在六腑，脉浮而大的，病容易治痊。人迎脉盛而坚的，是受到寒邪的伤害；气口脉盛而坚的，是食不节使脏腑受伤。

雷公问：怎么根据面色判断疾病的轻重呢？黄帝问：病色略微显现而且晦滞的是病重；病色上行的，病更重；病色下行，如行云流散，是病正减轻。五色各有其对应脏腑的部位。鼻两侧是外部。属于六腑；鼻中央是内部，属于五脏。病色从鼻两侧走向中央的，是病邪从六腑走向五脏；病色从鼻中央走向鼻两侧的，是病邪从五脏走向六腑。病发生在五脏的，应先治五脏，后治六腑，如果相反，病就会加重；病发生在六腑的，先治六腑，后治五脏，如果相反，病就会加重。脉滑、大，或者变成长脉的，病从六腑来，两眼如有所见，神志如有所恨，这是阳气太盛的缘故，通过疗，是可以改变的。雷公说：小子听说过，风是百病的根源，厥逆病是寒湿之气引起的，二者怎么区别呢？黄帝说：应当观测两眉之间的阙中，色浮浅而光泽的是风，色浑沉而浑浊的是痹，色在地阁即面的下部是厥，这是一般情况，分别根据面色来说病。

雷公问：人没有生病却突然死去，这怎么解释呢？黄帝说：极毒的病邪侵入脏腑，即使先并没有生病也会突然死去。雷公问"病稍痊愈却又突然死去，这怎么解释呢？黄帝说：两颧骨出现赤色，大如拇指一定会未生病而突然

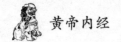
死去。雷公再拜，说：讲得好！这种人的暴死有一定的时间没有？黄帝说：观察面色可以判断暴死的时间。

雷公说：讲得好啊！希望听个究竟。天庭是反应头面疾病的部位，两眉间的上方是反应咽喉的部位，两眉之间是反应肺的部位，两目之间是反应心的部位，由此直下的鼻柱是反应肝的部位，鼻柱左侧是反应胆的部位，鼻准头是反应脾的部位，鼻准头两旁是反应胃的部位，面部中央是反应大肠的部位，挟面中央两旁的颊部是反应肾的部位。脐与肾相对，所以肾所属颊部的下方是反应脐的部位。面王以上是反应小肠的部位，面王以下是反应膀胱和子宫的部位，颧骨是反应肩的部位，颧骨后是反应臂的部位，颧骨后下方是反应手的部位，眼内角上方是反应胸和乳房的部位，近耳边直上处是反应背脊的部位，循牙车以下是反应大腿的部位，面部中央是反应膝的部位，面部中央以下是反应小腿的部位，面部中央最下方是反应足的部位，口角大纹处是反应大腿内侧的部位，颊下曲骨处是反应膝盖的部位。这就是五脏六腑的疾病反应在颜面的部位，各有各的部位。有了明确的部位，治疗时，就应分别泻阴气，使其与阳气调和，补泻阳气，使其与阴气调和。明确了疾病的对应部位，刺一万针一万个正确，能够分别右行的阴气与左行的阳气，这就叫做懂得了九针的最大的道理。男女病色的转移，位置左右互异，男以左为逆、右为从，女人右为逆，左为从，所以叫阴阳。能察明面色的好坏，便是高明的医生。

面色深沉浑浊，是内脏的病，浮浅光泽是外腑的病。黄红是风病，青黑是痛病，白是寒病。黄而油滑是有脓，深红是留血，深红而痛得厉害是筋挛，冷得厉害是皮肤麻木。五色各有其出现的部位，观察颜色的浮沉，就可以知道病邪的深浅；观察病色的明晦，就可以知道疾病的吉凶；观察病色的聚散，就可以知道病程的长短；观察病色的部位的高低，就可以知道疾病的处外；聚精会神，心有所悟，就可以知道疾病的过去和今后。所以观察气色不细致，就不能判断病的是非；集中注意力而不分散，才能知道病的新旧。面色不见其明亮，昏昏沉沉是病重的表现；不明不亮，病情并不严重。病色分散，如小马乱驰不集中，病势也分散而气痛，但邪气未聚积而成为大病。

肾邪侵犯心脏，是心脏先有病，然后肾才做出反应，色也如此，肾的黑色出现在面上属于心的部位，男子病色出现在面王即鼻准上，这是小腹病，向下牵连睾丸痛。如果病色出现在人中沟，是阴茎痛，在人中上半部是阴茎根痛，在人中下部部是茎头痛，这些都是狐疝和阴癫一类的病。女子的病色出现在面王，是膀胱和子宫上的病，色散是气痛，色聚是血凝，凝血或方或圆或中或右，分别和病色的形状相似。病色从面王而下至唇，是白淫，有润滑物如膏状，为暴饮暴食和食物不洁所致。色在左，病在左；色在右，病在右。病色有时是斜的，聚积得不端正，也可

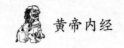

以从面色指出的方向找到疾病的部位。所谓色，就是青、黑、赤、白、黄五种颜色，这五色都端正充实地出现在别的部位。如赤色不出现在属心的部位，而出现在面王即鼻准处，而大如榆荚，是女子月经不下，病色上端尖锐，就是头面空虚，邪气上窜；病色下端尖锐，邪气下行，在左在右，也如法辩认。用五色分属五脏，青色属肝，赤色属心，白色属肺，黄色属脾，黑色属肾。而肝与筋合，心与脉合，肺与皮合，脾与肉合，肾与骨合。

论勇第五十

【题解】

本篇讨论人之勇怯在诊断和治疗上的意义。因文中主要论述了勇敢与怯懦的表现、脏腑的相应变化，及其在诊断和治疗上的意义，故称为"论勇"。

【原文】

黄帝问于少俞曰：有人于此，并行并立，其年之长少等也，衣之厚薄均也，卒然遇烈风暴雨，或病或不病，或皆病，或皆不病，其故何也？少俞曰：帝问何急①？黄帝曰：愿尽闻之。少俞曰：春温风，夏阳风②，秋凉风，冬寒风。凡此四时之风者，其所病各不同形。黄帝曰：四时之风，病人如何？少俞曰：黄色薄皮弱肉者，不胜春之虚

风③；白色薄皮弱肉者，不腹夏之虚风；青色薄皮弱肉者，
不胜秋之虚风；赤色薄皮弱肉者，不胜冬之虚风也。黄帝
曰：黑色不病乎？少俞曰：黑色而皮厚肉坚，固不伤于四
时之风。其皮薄而肉不坚、色不一者，长夏至而有虚风
者，病矣。其皮厚而肌肉坚者，长夏至而有虚风，不病
矣。其皮厚而肌肉坚者，必重感于寒，外内皆然，乃病，
黄帝曰：善。

【注释】

①急：先的意思。《吕氏春秋》情欲："邪利之急。"
高注："急犹先。"

②夏阳风：水为阴，火为阳，夏阳风，是指夏季的
热风。

③虚风：即虚邪贼风的意思。《类经》四卷第二十一
注："虚风者，虚乡不正之邪风也"。也就是指反常的邪风
而言。

【语译】

黄帝向少俞问道：假使有人在这里一同行走，一同站
立，他们的年龄大小一致，穿的衣服厚薄也相等，突然遭
遇狂风暴雨，有的生病，有的不生病，或都生病，或都不
病，这是什么缘故？少俞说：你先问哪一个问题呢？黄帝
说：我都想听一听它的道理。少俞说：春季当令的是温
风，夏季是热风，秋季是凉风，冬季是寒风，四季的风，

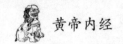

性质不同，影响到人体发病的情况也不同。黄帝说：四季的风，怎样使人发病呢？少俞说：色黄皮薄而肌肉柔弱的人，是脾气不足，不能抗拒春天的虚邪贼风；色白皮薄肌肉柔弱的人，是肺气不足，经不住夏季的虚邪贼风；色青皮薄肌肉柔弱的人，是肝气不足，不能抗拒秋天的虚邪贼风；色示皮薄肌肉柔弱的人，是心气不足，不能抗拒冬天的虚邪贼风。黄帝说：色黑的人不受病吗？少俞说：色黑而皮肤宽厚，肌肉致密坚固，就不会被四季虚邪贼风所伤。如果其人皮肤薄弱，肉不坚实，又不是始终保持黑色，到了长夏的季节，遇到了虚邪贼风就会生病。如果其人色黑皮肤宽厚，肌肉坚实，虽遇到长夏季节的虚风，因抵抗力强，也不会发病。这样的人必须是外伤于虚风，内伤于饮食生冷，外内俱伤，才会生病。黄帝说：你讲的很好。

【原文】

黄帝曰：夫人之忍痛与不忍痛者，非勇怯之分也。夫勇士之不忍痛者，见难则前，见痛则止；夫怯士之忍痛者，闻难则恐，遇痛不动。夫勇士之忍痛者，见难不恐，遇痛不动。夫怯士之不忍痛者，见难与痛，目转面眄①，恐不能言，失气惊悸，颜色变化，乍死乍生②。余见其然也，不知其何由，愿闻其故。少俞曰：夫忍痛与不忍痛者，皮肤之薄厚，肌肉之坚脆缓急之分也，非勇怯之谓也。

【注释】

①目转面盻：目转是形容由于惊恐而头眩眼花，视物像旋转一样。面盻是形容面部斜侧向外，惊恐得不敢正视的样子。

②乍死乍生：《一切经音义》十七引《苍颉》："乍，两辞也。"所谓两辞，是疑而未定的意思。乍死乍生，犹疑死疑生。

【语译】

黄帝说：人能够忍受疼痛与否，不能以性格的勇敢和怯懦来分别。勇敢而不能耐受疼痛的人，遇到危难时可以勇往直前，而当遇到疼痛时，则退缩不前；怯懦而能耐受疼痛的人，虽然他听说有危难的事就恐慌不安，但是遇到疼痛，却能忍耐而不动摇。勇敢而又能耐受疼痛的人，见到危难不恐惧，遇到疼痛也能忍耐。怯懦而又不能耐受疼痛的人，见到危难，遇到疼痛，就会吓得头眩眼花，颜面变色，两眼不敢正视，话也不敢说，心惊气乱，死去活来。我看到这些情况，却不知是什么原因，愿意听一下其中的道理是什么。少俞说：忍痛与否，主要决定于皮肤的厚与薄，肌肉的坚实、脆弱及松紧的不同，是不能用性格的勇敢、怯弱来说明的。

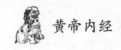

【原文】

黄帝曰：愿闻勇怯之所由然。少俞曰：勇士者，目深以固①，长衡直扬，三焦理横，其心端直，其肝大以坚，其胆满以傍②，怒则气盛而胸张，肝举而胆横，眦裂而目扬，毛起而面苍，此勇士之由然者也。黄帝曰：愿闻怯士之所由然。少俞曰：怯士者，目大而不减，阴阳相失③，其焦理纵，𩩩骭短而小，肝系缓，其胆不满而纵，肠胃挺④，胁下空⑤，虽方大怒，气不能满其胸，肝肺虽举，气衰复下，故不能久怒，此怯士之所由然者也。

【注释】

①目深以固：目光深邃而坚定的意思。

②傍：同"旁"，有"盛"的意思，《广雅》释训："旁旁，盛也"。文中"肝大以坚"与"胆满以盛"义正相对。又，《类经》卷四第二十一注："满以傍者，傍即傍开之谓，过于人之常度也。"

③阴阳相失：是指血气易乱的意思。

④肠胃挺：挺，是纵缓的意思。肠胃挺，就是形容肠胃缓纵不强健。

⑤胁下空：指肝气不充实的意思。

【语译】

黄帝说：我愿意知道，人为什么会有勇敢和怯懦的不同。少俞说：勇敢的人，目光深邃而坚定，眉毛宽大长直，皮肤肌腠的纹理是横的。心脏端正，肝脏坚厚，胆汁盛满，在发怒时，气壮盛而胸廓张大，肝气上举，胆气横溢，眼瞪的很大，目光逼射，毛发竖起，面色铁青，这就是决定勇士性格的基本原因。黄帝说：我还愿意知道怯懦的人性格的产生是什么道理？少俞说：怯懦的人，目虽大而不深固，神气散乱，气血不协调，皮肤肌腠的纹理纵而不横，肌肉松弛，胸骨剑突短而小，肝系松缓，胆汁也不充满，胆囊松弛，肠胃纵缓，胁下空虚而肝气不能充满，虽值大怒，怒气也不能充满胸中，肝肺虽因怒而上举，但坚持不久，气衰即复下落，所以不能长时间发怒，这就是决定怯士性格的原因。

【原文】

黄帝曰：怯士之得酒，怒不避勇士①者，何脏使然？少俞曰：酒者，水谷之精，熟谷之液也，其气慓悍，其入于胃中，则胃胀，气上逆，满于胸中，肝浮胆横。当是之时，固①比于勇士，气衰则悔。与勇士同类，不知为之②，名曰酒悖②也。

【注释】

①怒不避勇士：避，《一切经音义》九引（苍颉）："避，去也。"引伸有差别之意。"怒

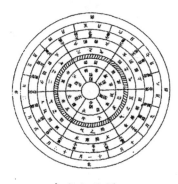

客主加临图

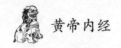

不避勇士"，犹云怯士得酒，醉以致怒，则与勇士相去
无几。

②酒悖（bèi 倍）：饮酒之后，妄作妄为，悖乎常态，
称为酒悖。

【语译】

黄帝说：怯懦的人喝了酒以后，当他发怒的时候也和
勇士差不多，这是那一脏的功能使他这样呢？少俞说：酒
是水谷的精华，是谷类酿造而成的液汁，其气迅利猛急，
当酒液进入胃中以后，促使胃部胀满，气机上逆，而充满
于胸中，同时也影响到肝胆，使肝气冲动，胆气横逆。酒
醉的时候，他的言谈举止，虽然和勇士差不多，但当酒气
一过，则怯态如故，反而懊悔自己不该那样冲动。酒醉以
后，言谈举止悖逆冲动，象勇士那样行为不知避忌的表
现，称为酒悖。

背腧第五十一

【题解】

背腧，系指五脏所主的背部腧穴。因文中主要记述了
五脏所主背部腧穴的位置和取穴方法，故称为"背腧"。

【原文】

黄帝问于岐伯曰：愿闻五脏之腧，出于背者。岐伯曰：胸中大腧在杼骨之端①，肺腧在三椎之傍，心腧在五椎之傍，膈腧在七椎之傍，胀腧在九椎之傍，脾腧在十一椎之傍，肾腧在十四椎之傍，皆挟脊相去三寸所，则欲得而验之，按其处，应在中而痛解②，乃其脸也。灸之则可，刺之则不可。气盛则泻之，虚则补之。以火补者，毋吹其火，须③自灭也。以火泻者，疾吹其火，传其艾，须其火灭也。

【注释】

①胸中大腧在杼骨之端：大腧指大杼穴。在背腧穴之中，大杼的穴位高居于五脏六腑各腧穴之上，所以称为大腧。杼骨之端，是指项后第一椎棘突下两旁，距督脉大椎穴左右各旁开一寸半。

②应在中而痛解：有两种意思：一指用手按压在穴位上，病人感到痠胀痛的即是穴位；一指原有疼痛的用手指按压能使疼痛缓解，病人感觉快然的即是穴位。

③须：等待。《礼记》杂记下："敢不敬须以俟命。"孔疏："须，待也。"

【语译】

黄帝向岐伯问道：我愿意知道五脏的俞穴，都出于背部什么部位？岐伯说：胸中的大腧是在项后第一椎骨下的两旁，肺俞在第三椎下的两旁，心俞在第五椎下的两旁，膈俞在第七椎下的两旁，肝俞在第九椎下的两旁，脾俞在

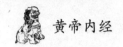

十一椎下的两旁，肾俞在十四椎下的两旁，这些穴位，都在脊骨的两旁，左右穴位相距三寸，距脊中各约一寸五分许。要确定这些穴位，检验的方法是用手按其俞穴部位，病人感到痠麻胀痛，或者原有痠痛不适通过按压而缓解的，便是穴位的所在处。这些俞穴，在治疗上可以灸疗，不可妄用针刺。在施灸时，邪气盛的用泻法，正气虚的用利、法。用艾火来补的时候，艾火燃着后，不要吹其火，让它慢慢燃烧以待自灭。用艾火来泻的时候，艾火燃着后，迅速吹旺，并用手傅拥其艾，使之急燃而迅速熄灭。

卫气第五十二

【题解】

本篇主要论述了十二经所在，人身四个气街的部位、主治病证、调治方法。篇首简要阐述了营气和卫气的生成、运行部位，因十二经及其标本、六腑气街皆与卫气有关，所以篇名为"卫气"。

【原文】

黄帝曰：五藏者，所以藏精神魂魄者也；六府者，所以受水谷而行化物者也。其气内干五藏，而外络肢节。其浮气之不循经者，为卫气；其精气之行于经者，为营气。阴阳相随，外内相贯，如环之无端，亭亭淳淳①乎，孰能穷之。然其分别阴阳，皆有标本虚实所离之处。能别阴阳十二经者，知病之所生；候虚实之所在者，能得病之高下；知六府之气街②者，能知解结契绍于门户③；能知虚石④之坚软者，知补写之所在；能知六经标本者，可以无惑于天下。

伯曰：博哉圣帝之论！臣请尽意悉言之。足太阳之本，在跟、上五寸中，标在两络命门。命门者，目也。足少阳之本，在窍阴之间，标在窗笼之前。窗笼者，耳也。足少阴之本，在内踝下上寸中，标在背腧与舌下两脉也。足厥阴之本，在行间上五寸所标在背俞也。足阳明之本，在厉兑，标在人迎颊颃颡也。足太阴之本，在中封前上四寸之中，标在背腧与舌本也。手太阳之本，在外踝之后，标在命门之上一寸也。手少阳之本，在小指次指之间上二寸，标在耳后上角下外眦也。手阳明之本，在肘骨中，上至别阳，标在颜下合钳上⑤也。手太阴之本，在寸口之中，标在腋内动也。手少阴之本，在锐骨之端，标在背腧也。手心主之本，在掌后两筋之间二寸中，标在腋下下三寸也。凡候此者，下虚则厥，下盛则热；上虚则眩，上盛则热痛。故石者绝而止之，虚者引而起之。

请言气街：胸气有街，腹气有街，头气有街，胫气有街。故气在头者，止之于脑；气在胸者，止之膺与背腧；气在腹者，止之背腧，与冲脉于脐左右之动脉者；气在胫者，止之于气街，与承山踝上以下。取此者用毫针，必先

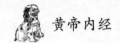

按而在久应于手，乃刺而予之。所治者，头痛眩仆，腹痛中满暴胀，及有新积。痛可移者，易已也；积不痛，难已也。

【注释】

①亭亭淳淳：形容营气和卫气在人体内运行，无边无际，无休无止。

②气街：气行往来的经路。

③解结契绍于门户：解结，疏通之意。契，用刀刻。绍，继续，接续。契绍，亦指疏通。门户，气血出入之通路，即气街。意指通过气街疏通气血的运行。

④石：通实。

⑤钳上：指颊耳两旁的部位。

【语译】

黄帝说：五脏的功能，主贮藏精神魂魄，六腑的功能，主受纳和传化水谷。饮食化生的精微之气在内行于五脏，在外行于四肢关节。那些在经脉之外运行的浮散之气，叫卫气；那些在经脉之中运行的精微之气叫营气。卫属阳，营属阴，营卫相伴运行，内外贯通，好似圆环无终点，无边无际，无休无止呀，谁能详尽其中的道理！然而，经脉可区分为阴和阳，都有标本、虚实和离合的地方，所以能够识别十二脉阴阳属性的人，就有知道疾病是如何产生的；能察知经脉虚实所在之处的人，就能得知疾病发病部位在上还是在下，能了解六府经气往来路径的人，就能知道通过"气街"疏通气血的运行，能知道虚证和实证在经脉上表现为坚与软不同的人，就能知道补虚泻实的关键所在；能掌握六经标部和本部的人，对天下病的治疗就没有疑惑了。

岐伯说：您的论述真广博！请让我详细地加以说明。足太阳经脉的本部，在足跟以下五寸处，标部在左右两络的命门穴。命门，此指眼部的睛明穴。足少阳经的本部，在窍阴穴当中；标部在窗笼的前面。窗笼，即耳珠前陷中的听宫穴。足少阴经的本部，在内踝之下一寸，再由此向上三寸之间；标部在背部的肾俞穴及舌下两脉的廉泉穴。足厥阴经的本部，行间穴上五寸的地方；"标部在背部的肝俞穴。足阳明胃经的本部，在厉兑穴；标部在人迎，颊下结喉两旁即是。足太阴经的本部，在中封穴、足内踝前向上四寸的地方，标部在背部的脾俞以及舌根部。手太阳经的本部，在手外踝后面；标部在睛明穴上一寸处。手少阳经的本部，在无名指齐小指尖端之上二寸处；标部在耳后上角与下外眦处。手阳明经的本部，在肘骨当中，上至臂臑穴处；标部在额下，挟耳两旁的地方。手太阴经的本部，在寸口当中；标部在腋内动脉处。手少阴经的本部，在尺骨下端的地方；标部在背部的心俞穴。手厥阴经的本部，在掌后两筋中间离腕二寸的地方；标部在腋下三寸的地方。凡要诊察十二经标本的病变，一般地讲下为本，下

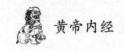

虚则阳衰于下，所以会引起四肢逆冷，下盛则阳气盛于下故致发热；上为标，上虚清阳不升而致眩晕，上盛阳气亢盛可见发热头痛。所以实证当泻以终止疾病的发展，虚证当补以使正气振发。

再让我谈谈运用气街治疗疾病的情况：胸、腹、头、胫之气各有所行的道路。所以病气在头部的，可以针刺脑部治疗。病气在胸部的，可以针刺胸部两则肌肉隆起处以及背俞穴。病气在腹部的，可以针刺背俞，以及冲脉在脐左右两旁的动脉处。病气在胫部，可以针刺气街穴与承山穴及足踝上下等处的穴位。凡刺这些穴位当用毫针，针刺前先在该穴位作较长时间的按压，候其气至，再针刺给予补泻。刺各部气街可治疗：头痛、眩晕、昏仆、腹痛、中满、突然胀满，以及积聚初起。疼痛可转移的，容易治疗。积聚有形而无疼痛者，难以治愈。

论痛第五十三

【题解】

主要论述了不同体质的人，对于针刺、艾灸和药物的耐受力也不同，治疗疾病要根据不同的体质，因人制宜。因本篇主要是阐述人体对针刺灸火的耐痛问题，所以名为"论痛"。

【原文】

黄帝问于少俞曰：筋骨之强弱，肌肉之坚脆，皮肤之厚薄，腠理之疏密，各不同，其于针石火焫之痛何如？肠胃之厚薄坚脆亦不等，其于毒药何如？愿尽闻之，少俞曰：人之骨强筋弱肉缓皮肤厚者耐痛，其于针石之痛，火焫亦然。黄帝曰：其耐火焫者，何以知之？少俞答曰：加以黑色而美骨者耐火焫。黄帝曰：其不耐针石之痛者，何以知之？少俞曰：坚肉薄皮者，不耐针石之痛，于火焫亦然。

【语译】

黄帝向少俞问道：人的筋骨有强弱，肌肉有坚脆，皮肤有厚薄，腠理有疏松和致密的不同，人们对于针刺和艾火灸灼引起疼痛的耐受情况怎样呢？人的肠胃的厚薄、坚脆亦不相等，他们对于有强烈刺激作用，能攻毒疗病的药物的耐受情况又怎样呢？愿你详尽地讲给我听。少俞说：人的骨强、筋软弱、肌肉舒缓、皮肤厚实，就能耐受疼痛，无论是针刺、艾火烧灼的疼痛其耐受力都一样。黄帝说：怎样知道有些人能耐受艾火的灼痛呢？少俞答道："骨强筋弱肉缓皮肤厚，而加以皮肤色黑，骨骼发育完善而强劲的人，能耐灸火的灼痛。黄帝问道：怎样知道有些人不能耐受针刺的疼痛呢？

少俞说：肉坚而皮薄的人不能耐受针刺的疼痛，同时

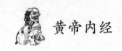

也不能耐受灸火痛。

【原文】

黄帝曰：人之病，或同时而伤，或容己，或难已，其故何如？少俞曰：同时而伤，其身多热者易已，多寒者难已。黄帝曰：人之胜毒，何以知之？少俞曰：胃厚色黑大骨及肥者，皆胜毒；故其瘦而薄胃者，皆不胜毒也。

【语译】

黄帝问道：同时患同样的病，有的人容易全愈，有的人不易全愈，是什么道理呢？少俞说：同时患同样的病，如果其身多热，是气盛而抗病能力强，所以容易全愈；若其身多寒，是气衰而抗病能力弱，就不易全愈。黄帝问道：怎样知道人对毒性药物耐受能力的大小呢？少俞说：胃厚、色黑，骨骼粒壮，肥胖的人，气血充盈，对毒性药物有较强的耐受力；体瘦而胃薄的人，气血不足就不能耐受毒性药物的刺激。

天年第五十四

【题解】

天年，系指天赋之年寿。本文主要论述了人体生长衰老过程中各个阶段的生理特点，以及气血盛衰、脏腑强弱同寿命长短的关系。因文中主要围绕寿夭问题进行论述，故名为"天年"。

【原文】

黄帝问于岐伯曰：愿闻人之始生，何气筑为基，何立而为楯，何失而死，何得而生？岐伯曰：以母为基，以父为楯^①，失神者死，得神者生也。黄帝曰：何者为神？岐伯曰：血气已和，荣卫已通，五脏已成，神气舍心^②，魂魄毕具，乃成为人。

【注释】

①以母为基，以父为楯：基，基础。楯，栏槛，《说文》段注："栏槛者，今之阑干是也，纵曰槛，横曰楯。"引申有捍卫和遮蔽的意思，如慧琳《音义》卷八十九引郑注《周礼》云："楯可以藩蔽者也。""以母为基，以父为楯"是形容人体胚胎的形成，全赖父精母血，阴阳两性结合而成。阴血为基础，阳气为外卫，阴阳互用，从而促成了胚胎的发育生长。

②神气舍心：舍，止或藏的意思。即神气舍藏于心。

【语译】

黄帝向岐伯问道：我愿意知道人在生命开始的时候，是以什么气作为基础，以什么气作为捍卫，失去什么就要死亡，得到什么才能维持生存？岐伯说：以母的阴血为基础，以父的阳精为捍卫，由父精母血结合而产生神气，失神气的就会死亡，有神气的才能维持生命。黄帝问：什么

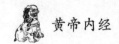

是神呢？岐伯说：神，就是生命活动力的表现。当人体的血气和调，营卫的运行通畅，五脏形成之后，就产生了主持生命活动的神气，神气藏之于心，表现精神意识和器官活动功能的魂魄也都具备了，才能成为一个健全的人体。

【原文】

黄帝曰：人之寿夭各不同，或夭寿，或卒死，或病久，愿闻其道。岐伯曰：五脏坚固，血脉和调，肌肉解利①，皮肤致密，营卫之行，不失其常，呼吸微徐②，气以度行，六腑化谷，津液布扬，各如其常，故能长久。

【注释】

①肌肉解（xiè 谢）利：解，是气行道路开放的意思。肌肉解利，就是形容肌肉之间，气行滑顺通利。

②呼吸微徐：指气息调匀，不粗不疾。《太素》卷二寿限注："谓吐纳气，微微不粗，徐徐不疾。"

【语译】

黄帝说：人的寿命长短各不相同，有中年夭亡的，有年老长寿的，有猝然死亡的，有患病很久而能绵延时日的，这是什么道理呢？岐伯说：五脏强健，血脉调顺，肌肉之间通利无滞，皮肤固密，营卫的运行正常，呼吸均匀徐缓，气机有规律地运行，六腑也能正常地消化饮食物，使精微、津液能敷布周身，全身生理活动都保持正常，所以能够使生命维持长久而多寿。

【原文】

黄帝曰：人之寿百岁而死，何以致之？岐伯曰：使道隧以长①，基墙高以方②，通调营卫，三部三里起③，骨高肉满，百岁乃得终。

【注释】

①使道隧以长：使道，有二种说法：一是指鼻孔，《太素》卷二寿限注："使道谓是鼻空使气之道。"一指人中沟，马莳："使道者，水沟也。"隧以长，深而且长的意思。从《太素》注。

②基墙高以方：面之地部，即地阁部位为基，蕃蔽为墙。高以方，高厚方正的意思。又，《太素》素二寿限注："鼻之明堂，墙基高大方正，为寿二也。"意指墙基为鼻部。

③三部三里起：三部三里，指面部的上、中、下三停。起，高起而不平隐。马莳："面之三里，即三部也，皆已耸起。"又，张志聪："三部者，形身之上中下，三里者，手阳明之脉，皆起发而平等也。"《太素》卷二寿限于三部三里处断句，"起"字连下"骨"字为句，杨注："起骨，谓是明堂之骨。"另备一义。兹从马注。

【语译】

黄帝说：有些人可活到百岁，怎样才可以知道呢？岐伯说：长寿的人，他的鼻道深邃而长，面部的地阁和蕃蔽

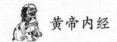

部位肌肉高厚而方正，营卫的循行通调无阻，面之上中下三部匀停，耸起而不平陷，肌肉丰满，骨骼高起，这种人能活到百岁而终其天年。

【原文】

黄帝曰：其气之盛衰，以至其死，可得闻乎？岐伯曰：人生十岁，五脏始定，血气已通，其气在下，故好走。二十岁，血气始盛，肌肉方长，故好趋。三十岁，五脏大定，肌肉坚固，血脉盛满，故好步。四十岁，五脏六腑十二经脉，皆大盛以平定，腠理始疏，荣华颓落，发颇斑白，平盛不摇，故好坐。五十岁，肝气始衰，肝叶始薄，胆汁始灭，目始不明。六十岁，心气始衰，苦忧悲，血气懈惰，故好卧。七十岁，脾气虚，皮肤枯，八十岁，肺气衰，魄离，故言善误。九十岁，肾气焦，四脏经脉空虚。百岁，五脏皆虚，神气皆去，形骸独居而终矣。

【语译】

黄帝曰：人生百岁的过程中，血气盛衰的情况，以及从出生到死亡这一过程的情况是怎样的呢？可以讲给我听一听吗？岐伯说：人生长到十岁的时候，五脏始发育到一定的健全程度，血气的运行畅通无阻，而人之生长，先本于肾脏之精气，生气自下而上，所以喜动而好跑步。人到二十岁，血气开始壮盛，肌肉也正在发达，所以行动更为敏捷，走路也快。三十岁的时候，五脏已经发育强健，全身的肌肉坚固，血气充盛．所以步履稳重，爱好从容不迫的行走。到了四十岁的时候，五脏六腑十二经脉，都发育得很健全，已到了不能再继续盛长的程度，从此腠理开始疏松，颜面的荣华逐渐衰落，鬓发开始花白，精气平定盛满不再有突出的发展，而是向衰老方面变化了，精力也已不十分充沛，所以好静不好动，而好坐。人到五十岁，肝气开始衰退，肝叶薄弱，胆汁也减少，目为肝窍，所以两眼开始昏花。人到六十岁的时候，心气开始衰弱，心气不足，经常出现忧愁悲伤的情绪。血气衰弱，运行不利，形体惰懈，所以好卧。七十岁的时候，脾气虚弱，皮肤干枯不泽。八十岁的时候，肺气衰弱，不能藏魄，言语也时常发生错误。

九十岁的时候，肾气也要枯竭了，其他四脏的经脉气血也都空虚了。到了百岁，五脏的经脉俱已空虚，五脏所藏的神气也都消失，只有形骸存在，因而天年终结。

【原文】

黄帝曰：其不能终寿而死者，何如？岐伯曰：其五脏皆不坚，使道不长，空外以张，喘息暴疾，又卑基墙，薄脉少血，其肉不实，数中风寒，血气虚，脉不通，真邪相攻，乱而相引，故中寿而尽也。

【语译】

黄帝说：有的人不能活到应该活到的岁数而死亡，这

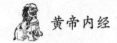
是为什么呢？岐伯说：不能长寿的人，是他的五脏不坚固，鼻道不深邃，而向外开张着，呼吸急促疾速，或者面部的地阁及蕃蔽部位肌肉塌陷，脉体薄弱，脉中血少而不充盈，肌肉不坚实，腠理松弛，再屡被风寒侵袭，血气更虚，血脉不通利，外邪就易于侵入，与真气相攻，真气败乱，邪气内入，促使他中年而死。

逆顺第五十五

【题解】

逆顺，系指反常与正常，既指气行的逆顺，又含针刺的逆与顺。因文中主要论述了人体出现气血逆乱后，针刺方法运用的逆与顺，故称为"逆顺"。

【原文】

黄帝问于伯高曰：余闻气有逆顺，脉有盛衰，刺有大约①，可得闻乎？伯高曰：气之逆顺者，所以应天地、阴阳、四时、五行也。脉之

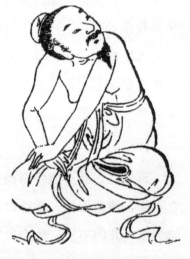

明代高濂《遵生八笺》、陈希夷导引坐功图中的雨水正月坐功图

盛衰者，所以候血气之虚实有余不足。刺之大约者，必明知病之可刺，与其未可刺，与其已不可刺也。

黄帝曰：候之奈何？伯高曰：兵法曰：无迎逢逢之气②，无击堂堂之阵③。刺法曰：无刺熇熇之热④，无刺漉漉之汗⑤，无刺浑浑之脉⑥，无刺病与脉相逆者。

黄帝曰：候其可刺奈何？伯高曰：上工，刺其未生者也；其次，刺其未盛者也；其次，刺其已衰者也。下工，刺其方袭者也，与其形之盛者也，与其病之与脉相逆者也。故曰：方其盛也，勿敢毁伤；刺其已衰，事必大昌。故曰：上工治未病，不治已病，此之谓也！

【注释】

①大约：即大法。

②逢逢（péng 彭）之气：形容军队来势凶猛，气势旺盛的样子。

③堂堂之阵：形容军队阵势盛大整齐的样子。

④熇熇（hè 贺）之热：热盛的意思。

⑤漉漉之汗：形容大汗不止的样子。

⑥浑浑之脉：形容脉象浊乱无绪的样子。

【语译】

黄帝问伯高说：我听说气的运行有逆有顺，血脉有盛有衰，针刺有法则，我可以听听其中的道理吗？伯高说：气的运行，是与天地、阴阳、四时、五行相适应的，当其

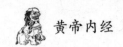

时的为顺，非其时的为逆。血脉是与气血的虚实相关的，所以通过诊脉可以察候气血的虚实、余亏。针刺的大法，就是必须明确知道病变是否可以行刺，或病变发展到了不可施行针刺的程度等情况。

黄帝说：怎样察知病变的可刺与不可刺呢？伯高说：《兵法》讲：作战时，要避开对方来势急疾、气焰嚣盛的锐气，不可冒然出击对方严整庞大的阵地。《刺法》讲：热势炽盛时不可刺，大汗淋漓时不可刺，脉象纷乱、模糊不清时不可刺，脉象与病情不相符合的不可刺。

黄帝说：怎样掌握可刺的时机呢？伯高说：高明的医生，在疾病尚未发生之前进行针刺；其次，在病邪轻浅、疾病尚未严重时进行针刺；再次，在邪气已衰、正气来复、疾病转愈时针刺。技术低劣的医生，在邪气正旺时，或在病热正盛时，或在病情与脉象不相符时进行针刺。所以说：在病势正盛时不能针刺，但在邪气已经开始衰退时进行针刺，必定会收到良好的效果。所以说，高明的医生，往往是防患于未然，而不是治疗于发病之后，说的就是这个道理。

五味第五十六

【题解】

本篇提出五味入五脏的规律是"五来各走其所喜"，

从而论述了五谷、五畜、五果、五菜的五味属性及五脏病之忌宜。五味，系指酸、苦、甘、辛、咸五种味道，故称为"五味"。

【原文】

黄帝曰：愿闻谷气有五味，其入五脏：分别奈何？伯高曰：胃者，五脏六腑之海也，水谷皆入于胃，五脏六腑皆禀气于胃。五味各走其所喜，谷味酸，先走肝，谷味苦，先走心，谷味甘，先走脾，谷味辛，先走肺，谷味咸，先走肾。谷气津液已行，营卫大通，乃化糟粕，以次传下。

【语译】

黄帝说：五谷有五种性味，当五味进入人体后，是怎样分别归于五脏的呢？伯高说：一切饮食物都要先进入胃中，五脏六腑都要接受胃所化生的精微，以维持其机能活动，所以五脏六腑都受气于胃，而胃就成为五脏六腑营养汇集的地方。饮食物的五味归属五脏，是根据五脏以及五味的特性，各归入其同性的所喜之脏。谷味酸的入胃之后，先入肝，味苦的，先入心，味甜的，先入脾，味辛的，先入肺，味咸的，先入肾。水谷的精微，化为津液营卫，运行全身，以营养脏腑四肢百骸，其糟粕部分，次第下传于大肠膀胱，成为便溺，排出体外。

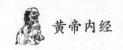

【原文】

黄帝曰：营卫之行奈何？伯高曰：谷始入于胃，其精微者，先出于胃之两焦，以溉五脏，别出两行，营卫之道。其大气①之抟而不行者，积于胸中，命曰气海，出于肺，循喉咽，故呼则出，吸则入。天地之精气②，其大数常出三入一③，故谷不入，半日则气衰，一日则气少矣。

【注释】

①大气：指宗气而言。《类经》十一卷第二注："大气，宗气也。"

②天地之精气：天之精气，指天阳之气。地之精气，指水谷精微之气。

③出三入一：历代注家解释不同。马莳、张介宾认为是指谷食之气呼出三分，天地之气吸入一分而言。《太素》卷二调食注："气海之中，谷之精气．随呼吸出入也。人之呼也，谷之精气，三分出已，及其吸也，一分还入，即须资食充其肠胃之虚，以接不还之气。任谷庵说："五谷入于胃也，其糟粕津液宗气分为三隧，故其大数常出三入一。盖所入者谷，而所出者乃化糟粕，以次传下，其津液溉五脏而生营卫，其宗气积于胸中，以司呼吸，其所出有三者之隧道，故谷不入半日则气衰，一日则气少矣。"任氏所解，似得其旨。

【语译】

黄帝问：营卫是怎样运行的呢？伯高说：水谷入胃

1294

后，所化生的精微部分从胃出至中、上二焦，经肺灌溉五脏。它在输布于全身时，分别为两条途径，其清纯部分化为营气，浊厚部分化为卫气，分别从脉中脉外的两条道路运行于周身。同时所产生的大气，则聚于胸中，称为气海。这种气，自肺部沿咽喉而出，呼则出，吸则入，保证人体正常的呼吸运动。天阳之气和饮食物的精微是维持健康的主要来源，它在体内的消耗情况，大概是这样的，就是从宗气、营卫和糟粕三方面输出，但另一方面又要从天地间吸入空气与摄取饮食物的精微，以补给全身营养的需要。所以半日不吃饭，就会气衰，一天不进食，就会气少了。

【原文】

黄帝曰：谷之五味，可得闻乎？伯高曰：请尽言之。五谷：秔米①甘，麻②酸，大豆咸，麦苦，黄黍③辛。五果：枣甘，李酸，栗咸，杏苦，桃辛。五畜：牛甘，犬酸，猪咸，羊苦，鸡辛。五菜：葵④甘，韭酸，藿⑤咸，薤⑥苦，葱辛。五色：黄色宜甘，青色宜酸，黑色宜咸，赤色宜苦，白色宜辛。凡此五者，各有所宜。五宜：所言五宜者，脾病者，宜食秔米饭牛肉枣葵；心病者，宜食麦羊肉杏薤；肾病者，宜食大豆黄卷猪肉栗藿；肝病者，宜食麻犬肉李韭。肺病者，宜食黄黍鸡肉桃葱。

【注释】

①秔（jīng 京）米：秔，俗作粳，就是粳米。

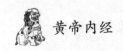

②麻:《类经》十一卷第二注:"麻,芝麻也。"

③黄黍:即黍米。《类经》十一卷第二注:"黍,糯米也,可以酿酒,北人呼为黄米,又曰黍子。"

④葵:即冬葵。《太素》卷二调食注:"冬葵子味甘寒,无毒,黄芩为之使。葵根味甘寒,无毒。叶为百菜主,心伤人。"

⑤藿:即豆叶。《别录》称小豆叶为藿,张介宾称大豆叶为藿。

⑥薤:即薤白。

【语译】

黄帝说:饮食中的五谷性味都是怎样的呢?可以告诉我吗?伯高说:请让我详细地说给你听。在五谷当中,粳米味甘,芝麻味酸,大豆味咸,麦味苦,黄米味辛。在五果之中,枣子的味甘,李子的味酸,栗子的味咸,杏子的味苦,桃子的味辛。在五畜之中,牛肉的味甘,狗肉的味酸,猪肉的味咸,羊肉的味苦,鸡肉的味辛。在五菜之中,葵菜的味甘,韭菜的味酸,豆叶的味咸,薤的味苦,葱的味辛。五色与五味的关系,黄色属土属脾,宜食甘味,青色属木属肝,宜食酸味,黑色属水属肾,宜食咸味,赤色属火属心,宜食苦味,白色属金属肺,宜食辛味。这五种色味,各有其相宜的关系。所言五宜,就是在五脏患病时,所应该选用的相适宜的五味。如患脾病者,宜食粳米饭、牛肉、枣子、葵菜，甘入脾，故宜用此甘味；心病者，宜食麦、羊肉、杏子、薤，苦入心，故宜用此苦味；肾病者，宜食大豆芽、猪肉、栗子、藿，咸入肾，故宜用此咸味；肝病者，宜食芝麻、犬肉、李、韭，酸入肝，故宜用此酸味；肺病者，宜食黄米、鸡肉、桃、葱，辛入肺，故宜用此辛味食物。

【原文】

五禁：肝病禁辛，心病禁咸，脾病禁酸，肾病禁甘，肺病禁苦。肝色青，宜食甘，秔饭牛肉枣葵皆甘。心色赤，宜食酸，犬肉麻李韭皆酸。脾色黄，宜食咸，大豆豕肉栗藿皆咸。肺色白，宜食苦，麦羊肉杏薤皆苦。肾色黑，宜食辛，黄黍鸡肉桃葱皆辛。

【语译】

五脏之病对五味各有禁忌，肝病应禁忌辛味，心病应禁忌咸味，脾病应禁忌酸味，肾病应禁忌甘味，肺病应禁忌苦味。肝主青色，肝病苦急，宜食粳米饭，牛肉、枣、葵等甘味食物以缓和之。心主赤色，心病苦缓，宜食犬肉、芝麻、李、韭等酸味的食物以收敛之。脾主黄色，脾病宜食大豆、猪肉、栗、藿等咸味食物。肺主白色，肺病苦气上逆，故宜食麦、羊肉、杏、薤等苦味食物以泄之。肾主黑色，肾病苦燥，故宜食黄黍、鸡肉、桃、葱等辛味食物以润泽之。

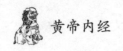

卷之九

水胀第五十七

【题解】

水，水肿；胀，胸腹胀满。篇中对水胀、肤胀、鼓胀、肠覃、石瘕等病证的临床诊断做了鉴别，并且分别论述了这些病证的病因、病机和治疗方法。因文中主要阐述的是以水液运行障碍，导致腹部胀满、眼睑和肢体浮肿为主证的水胀病证的诊断与治疗，故称为"水胀"

【原文】

黄帝问于岐伯曰：水与肤胀、鼓、肠覃^①、石瘕、石水^②，何以别之。岐伯答曰：水始起也，目窠上微肿，如新卧起之状，其颈脉^③动，时咳，阴股间寒，足胫瘇，腹乃大，其水已成矣。以手按其腹，随手而起，如裹水之状，此其候也。

【注释】

①肠覃（xún 寻）：病名，指附肠而生之肿物。丹波元简："覃义未详，盖此与蕈同，……菌生木上。又《玉

篇》：蕈，地菌也。肠中垢滓，凝聚生瘜肉，犹湿气蒸郁，生蕈于土木，故谓肠覃"。《太素》卷二十九胀论注："肠覃凡有六别，一者，得之所由，谓寒客于肠外，与卫气合，瘕而为内；二者所生形之大小；三者成病久近，久者或可历于年岁；四者按之坚鞭；五者推之可移；六者月经时下。肠覃所由与状，有斯六种也。"

②石水：病名。本篇对于石水有问无答。但在本书邪气脏腑病形篇曾有说明："肾脉……微大为石水，起脐以下，至小腹腄腄然，上至胃脘，死不治"。又《素问》阴阳别论："阴阳结邪，多阴少阳，名曰石水，小腹肿。"又，大奇论："肾肝并沉，为石水。"《金匮》："石水，其脉自沉，外证腹满不喘。"均可参阅。

③颈脉：指人迎脉而言，王冰："颈脉，谓耳下及结喉傍人迎脉者也。"

【语译】

黄帝向岐伯问道："水胀、肤胀、鼓胀、肠覃、石瘕、石水，怎样进行鉴别诊断呢？

岐伯回答说：水胀开始发病时，病人的下眼胞微肿，好像刚睡醒起来的样子，人迎脉有明显的搏动，并时时咳嗽，在大腿内侧有寒凉的感觉，足胫部浮肿，腹部胀大，出现这些症状，说明水胀病已经形成了。以手按压他的腹部，放手后，随手而起，有如按在裹水的袋子上一样，这

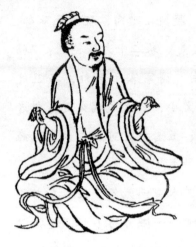

明代高濂《遵生八笺》
陈希夷导引坐功图中的惊蛰
二月坐功图

就是水胀病的症候。

【原文】

黄帝曰：肤胀何以候之？岐伯曰：肤胀者，寒气客于皮肤之间，鼛鼛然①不坚，腹大，身尽肿，皮厚，按其腹，窅②而不起，腹色不变，此其候也。鼓胀何如？岐伯曰：腹胀身皆大，大与肤胀等也，色苍黄，腹筋起，此其候也。

【注释】

①鼛鼛（kōng 空）然：鼓声。另，丹波元简："鼛字亦从鼓从空，盖中空之义，诸注为鼓声，岂有不坚而有声之理乎。"盖谓仅表示中空，而无象声之义，可参。暂从前意。

②窅（yǎo 杳）而不起：窅，深的意思。窅而不起，形容深陷不起。

【语译】

黄帝说：肤胀怎样诊断呢？岐伯说：肤胀病是因寒邪侵入皮肤之间，临床表现有腹部胀大，叩击之如鼓，空而不实，皮厚，全身肿，用手按在腹上，深陷而不起，腹部的皮色，也无变化，这就是肤胀病的证候。黄帝问：鼓胀病的证候是什么样的呢？岐伯说：鼓胀病的腹部胀大和全身肿胀与肤胀病的表现一样，但鼓胀的肤色青黄，青筋暴露，这是它的症候特点。

【原文】

肠覃何如？岐伯曰：寒气客于肠外，与卫气相搏，气不得荣，因有所系，癖而内著，恶气乃起，瘜肉①乃生。其始生也，大如鸡卵，稍以益大，至其成也，如怀子之状，久者离岁②，按之则坚，推之则移，月事以时下，此其候也。

【注释】

①瘜肉：恶肉。

②离岁：《太素》卷二十九胀论注："'离'历也。"就是经历了许多岁月。

【语译】

黄帝说：肠覃病的证候是什么样的呢？岐伯说：寒邪侵袭机体后停留在肠外，和卫气相搏，阻碍了卫气的正常运行，因而邪气留滞，血瘀不通，附着在肠外，病邪日渐滋长，瘜肉才生成，初时象鸡卵一样大，渐渐长大，等到病已成的时候，形似怀孕。病程长的可以经历许多岁月。用手按压患部，很坚硬，推之又能移动，月经仍能按期来潮，这就是肠覃的证候表现。

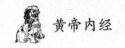

【原文】

石瘕何如？岐伯曰：石瘕生于胞中，寒气客于子门，子门闭塞，气不得通，恶血当泻不泻，衃以留止[1]，日以益大，状如怀子，月事不以时下。皆生于女子，可导而下[2]。黄帝曰：肤胀鼓胀可刺邪？岐伯曰：先泻其胀之血络，后调其经，刺去其血络也。

【注释】

[1]衃（pei 胚）以留止：《说文》"衃，凝血也。"《类经》十六卷第五十七注："衃，凝败之血也。"衃以留止，就是败恶凝聚之血停留在内的意思。

[2]可导而下：有两种解释，一种认为是用导血之剂下之。另一种解释，认为导是坐导药，其病在胞中，故用坐药以导下之。

【语译】

黄帝说：石瘕病的证候是什么样的呢？岐伯说：石瘕病生在胞宫之内，因寒气侵入于子门，使子门闭塞，气血不能流通，恶血不得排泄，以致凝结成块滞留在胞中，逐渐长大，象怀孕一样，月经也不按期来潮。这种病都发生在妇女，在治疗时可用通导攻下的方法，以去其凝聚的瘀血。黄帝说：腹胀和鼓胀，可用针刺治疗吗？岐伯说：首先用针泻其瘀血的络脉，然后再根据虚实的不同来调理经脉，但必须先刺去其血络上的恶血。

贼风第五十八

【题解】

贼风，系指四季气候异常所形成的邪气，俗称外邪。因文中主要讨论外邪侵袭人体所发生的疾病，故称为"贼风"。

【原文】

黄帝曰：夫子言贼风邪气之伤人也，令人病焉，今有其不离屏蔽，不出室穴①之中，卒然病者，非必离②贼风邪气，其故何也？岐伯曰：此皆尝有所伤，于③湿气藏于血脉之中，分肉之间，久留而不去；若④有所堕坠，恶血在内而不去。卒然喜怒不节，饮食不适，寒温不时，腠理闭而不通。其开而遇风寒，则血气凝结，与故邪相袭，则为寒痹。其有热则汗出，汗出则受风，虽不遇贼风邪气，必有因加而发焉。

【注释】

①室穴：因上古之人有穴居野处者，故称室穴。

②离：借为"罹"字，遭遇的意思。如《淮南》汜论高注："离，遭也。"

③于：在这里作"如或"解，见《古书虚字集释》卷一。

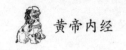

④若：在这里有"或"的意思。

【语译】

黄帝说：先生常说贼风邪气伤害了人体，才会生病，但有人并没有离开房屋或遮蔽得很严密的地方，却突然生起病来，他并没有遭遇到贼风邪气的侵袭，这是什么缘故呢？歧伯说："这都是平素就受到邪气的伤害而没有察觉。如曾经为湿气所伤，不能及时排除而潜伏在血脉之中和分肉之间，长久滞留在体内；或者因为跌仆，从高处堕坠下来，致瘀血留积在内，有了这样的内因，加上突然发生的喜怒过度等情志变化，或饮食不当，气候忽冷忽热等，则使腠理闭塞，壅而不通。或正当腠理开泄时而感受风寒，这样使血气凝结，新感风寒和宿邪湿气相互搏结，就会发生寒痹病。又有因热而汗出，因汗出肌腠疏松，则易受风邪，虽然未受到贼风邪气的侵袭，但是，有了这个内因，而后加以外因，就能使人发病。

【原文】

黄帝曰：今夫子之所言者，皆病人之所自知也，其毋所遇邪气，又毋怵惕①之所志，卒然而病者，其故何也？唯有因鬼神之事乎？歧伯曰：此亦有故邪留而未发，因而志有所恶，及有所慕，血气内乱，两气相搏。其所从来者微，视之不见，听而不闻，故似鬼神。黄帝曰：其祝而已者②，其故何也？歧伯曰：先巫者，因知百病之胜，先知其病之所从生者，可祝而已也。

【注释】

①怵惕：恐惧的意思。"又毋怵惕之所志"之怵惕一词，泛指内伤而言。孙鼎宜："邪气，谓外感。怵惕，谓内伤。"

②祝而已者：祝，就是祝由。是古代所用的一种精神疗法。王冰说："祝说病由，不劳针石而已。"正是指的这种精神疗法。吴鞠通说："按祝由二字，出自《素问》。祝，告也。由，病之所从出也。近时以巫家为祝由科，并列於十三科之中，内经谓信巫不信医不治，巫岂可列之医科中哉。吾谓凡治内伤者，必先祝由，详告以病之所由来，使病人知之，而不敢再犯，又必细体变风变雅，曲察劳人思妇之隐情，婉言以开导之，庄言以振惊之，危言以悚惧之，必使之心悦诚服，而后可以奏效如神。"吴氏明确指出祝由科不得与巫医之流混列，并具体指明精神疗法的内容。

【语译】

黄帝说：你所讲的，都是病人自己所能知道的，但有的人既没有邪气侵犯的外因，也没有惊恐等情志刺激的内因，却突然发病，这是什么缘故呢？是否因为鬼神作祟呢？岐伯说：这也是因为有宿邪潜伏在内而未发作，由于情感上有所变化，如遇厌恶之事，或有所怀慕而不能遂

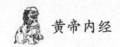
心，引起体内血气逆乱，和潜伏在体内的病邪互相作用，因而发生病变。这种内在的变化极为细微，没有明显的迹象，看不见，听不到，病人也没感觉，所以好象鬼神作祟一样。黄帝说："既然不是鬼神作祟，为什么用祝告的方法就能治好病呢？歧伯说：古时的巫医，因为他知道疾病发生的原因，又知道治疗各种疾病的方法，因此，遇到一些可用精神疗法治愈的疾病，他采用祝告的方法，是可以治愈的。

卫气失常第五十九

【题解】

本篇首先讨论卫气失常所引起的病变及针刺治疗方法，另外叙述了皮肉气血筋骨多部位的病证，以及根据病变取穴的针刺原则。最后提出了诊治疾病要注意人的年龄大小和体质肥瘦。

【原文】

黄帝曰：卫气之留于腹中，稽积不行①，苑蕴不得常所②，使人支胁胃中满，喘呼逆息者，何以去之？伯高曰：其气积于胸中者，上取之；积于腹中者，下取之；上下皆满者，傍取之。黄帝曰：取之奈何？伯高对曰：积于上者，泻人迎、天突、喉中③；积于下者，泻三里与气街；

上下皆满者，上下取之，与季胁之下一寸④；重者，鸡足取之⑤。诊视其脉大而弦急，及绝不至者，及腹皮急甚者，不可刺也。黄帝曰：善。

【注释】

①稸（xù 蓄）积不行：慧琳《音义》六十五引苍颉篇："稸，聚也，积也。"稸积不行，是形容卫气的运行受到阻碍，积聚而不能畅行。

②苑蕴不得常所：形容卫气郁结而不能运行到所应该运行的部位。

③喉中：指廉泉穴。

④与季胁之下一寸：指章门穴而言。

⑤鸡足取之：指上取人迎、天突、喉中，下取三里、气冲，中取章门，上、中、下三取之，若鸡足之分三岐。又，鸡足为针法之一种，详本书官针篇。

【语译】

黄帝说：卫气的循行失常，留滞在胸腹中，蓄积不行，郁结成病，发生胸胁与胃部胀满，喘息气逆等症，应当怎样治疗呢？伯高说：气蓄积在胸中而发病的，当取用上部的穴位治疗；蓄积

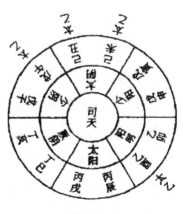

天符太乙图

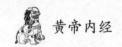

在腹中的，当取下面的俞穴治疗；如果胸腹部气机蓄积的，应该取上下部的穴位和附近经脉的穴位。黄帝说：取用哪些穴位治疗呢？伯高说：蓄积在胸中的，泻足阳明胃经的人迎穴，及任脉的天突和廉泉穴；蓄积在腹中的，泻足阳明胃经的三里穴和气冲穴；胸腹部都有蓄积的，应当上下部的穴位都取；病重的，象鸡足那样分三岐取之，即上取人迎、天突、喉中，下取三里、气冲，中取章门。在诊察时若见脉大而弦急，或脉绝不至，以及腹皮绷急而紧张的现象，都不可以针刺治疗。黄帝说：讲得好。

【原文】

黄帝问于伯高曰：何以知皮、肉、气、血、筋、骨之病也？伯高曰：色起两眉薄泽者，病在皮。唇色青黄赤白黑者，病在肌肉。营气濡然者，病在血气。目色青黄赤白黑者，病在筋。耳焦枯受尘垢，病在骨。黄帝曰：病形何如？取之奈何？伯高曰：夫百病变化，不可胜数，然皮有部①，肉有柱②，血气有输，骨有属③。黄帝曰：愿闻其故。伯高曰：皮之部，输于四末。肉之柱，在臂胫诸阳分肉之间与足少阴分间。血气之输，输于诸络，气血留居④，则盛而起。筋部无阴无阳，无左无右，候病所在。骨之属者，骨空之所以受液而益脑髓者也。黄帝曰：取之奈何？伯高曰：夫病变化，浮沉深浅，不可胜穷，各在其处，病间者浅之，甚者深之，间者少之，甚者众之，随变而调气，故曰上工。

【注释】

①皮有部：即皮病有其一定的部属，如张志聪："卫气行于皮，输于四末，为所主之部。"

②肉有柱：柱就是䐃肉。《类经》二十卷二十六注："柱者，䐃之属也。"即在上下肢高起处的肌肉，因其坚厚隆起，有支柱的作用。

③骨有属：属，即指两骨相交的关节部位。丹波元简："属者跗属之属，两骨相交之处，十二关节皆是。"

④气血留居：留、居二字同有"止"义。故可演为停滞闭塞之义。《吕氏春秋》圜道："一不欲留。"高注："留，滞。""一有所居则入虚。"高注："居，犹壅也。""气血留居"，犹言气血滞塞。

【语译】

黄帝向伯高问道："根据什么可以知道皮、肉、气、血、筋、骨的病变呢？伯高说：病色出现在两眉之间，浮薄而光泽的，主病在皮。口唇出现青、黄、赤、白、黑之色的，主病在肌肉。皮肤湿润而多汗的，是病在血气。目现青、黄、赤、白、黑等色的，是病在筋。耳轮枯暗如尘的，是病在骨。黄帝说：病变表现是怎样的呢？如何治疗？伯高说：很多病都是千变万化，这些变化是数不尽的，但皮有部，肉有柱，血气有输，骨有属，都有它所主

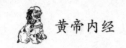

的部位。黄帝说："愿意听你讲一下其中的道理。伯高说：皮之部，在于四末。肉之柱，在上肢的臂、下肢的胫手足六阳经肌肉隆起之处，与足少阴经循行通路上的肌肉较厚之处。血气之输，在于诸经的络穴，若气血壅滞，则络脉壅盛而高起。病在筋的，不必分其阴阳左右，但随其发病所在部位治疗就可以了。病在骨的，当取治于骨之所属，即关节部位，因为骨空是输注精液的，而骨又与脑通，所以骨空受液而能补益脑髓。黄帝说：怎样取穴治疗呢？伯高说：由于疾病变化不一，病有浮沉，刺有浅深，治疗的方法是很多的，主要是根据发病的具体情况和部位来决定治法。病轻者浅刺，病重者深刺，病轻者用针宜少，病重者用针宜多。随着病情的变化而调整其气机，这样治疗就会适当，这才是高明的医生。

【原文】

黄帝问于伯高曰：人之肥瘦大小寒温①，有老壮少小，别之奈何？伯高对曰：人年五十已上为老，三十已上为壮，十八已上为少，六岁已上为小。黄帝曰：何以度②知其肥瘦？伯高曰：人有脂、有膏、有肉。黄帝曰：别此奈何？伯高曰：䐃肉坚，皮满者，脂。䐃肉不坚，皮缓者，膏。皮肉不相离者，肉。黄帝曰：身之寒温何如？伯高曰：膏者其肉淖③，而粗理者身寒，细理者身热。脂者其肉坚，细理者热，粗理者寒。

【注释】

①寒温：指身之冷与暖而言。

②度：即测候揆度的意思。《礼记》明堂位："颁度量。"郑注："度，谓丈尺高卑广狭也。"引伸有揆义。《国语》晋语："君不度而贺。"韦注："度，揆也。"

③淖：柔润的意思。

【语译】

黄帝向伯高问道：人体的肥瘦、身形的大小，体质的寒温，以及年龄上的老壮少小的不同，应该怎样来区别呢？伯高说：人的年龄到了五十岁以上为老，三十岁以上为壮，十八岁以上为少，六岁以上为小。黄帝说：用什么标准了解人的肥瘦差异呢？伯高说：人有脂、膏、肉的不同。黄帝说：这三种类型怎样区别呢？伯高说：腘肉坚厚皮肤丰满的为脂。腘肉不坚厚，皮肤松缓者为膏。皮肉紧紧相连者为肉。黄帝说：人的身体有寒暖的不同，是什么道理呢？伯高说：属于膏型的人肌肉柔润，纹理粗疏的卫气外泄，身体多寒，肌肉纹理致密者卫气收藏，身体多热。属于脂型的人肌肉坚厚，纹理致密者身体多热，纹理粗疏的身体多寒。

【原文】

黄帝曰：其肥瘦大小奈何？伯高曰：膏者，多气而皮纵缓，故能纵腹垂腴①。肉者，身体容大。脂者，其身收

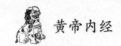

小。黄帝曰：三者之气血多少何如？伯高曰：膏者多气，多气者热，热者耐寒。肉者多血则充形，充形则平②。脂者，其血清，气滑少，故不能大。此别于众人者也。黄帝曰：众人奈何？伯高曰：众人皮肉脂膏不能相加也，血与气不能相多，故其形大小不大，各自称其身，命曰众人。黄帝曰：善。治之奈何？伯高曰：必先别其三形，血之多少，气之清浊，而后调之，治无失常经。是故膏人，纵腹垂腴；肉人者，上下容大；脂人者，虽脂不能大者。

【注释】

①纵腹垂腴（yu 于）：《说文》肉部："腴，腹下肥也。"纵腹垂腴，就是形容腹部的肌肉宽纵，肥肉下垂的样子。

②肉者多血则充形，充形则平：说明肉型的人血多，血能养形，使形体充实，则气质平和。《类经》四卷第十八注："肉者多血，血养形，故形充而气质平也。"

【语译】

黄帝说：人体的肥瘦大小怎样区别呢？伯高说：膏型的人，阳气充盛，皮肤宽纵弛缓，所以出现腹肌宽纵，肥肉下垂的形态。肉型的人，身体宽大。脂型的人，肉坚而身形小。黄帝说：这三种人气血的多少怎样呢？伯高说："膏型的人多气，气为阳，故体质偏于阳盛而能耐寒。肉型的人多血，则形体充盛，而气质平和。脂型的人，其血

清，气滑利而少，所以身形不大，这是三种人气血多少的
情况，和一般人比较起来是有区别的。黄帝说：一般人的
情况又是怎样的呢？伯高说：一般的人，其皮、肉、脂、
膏、血、气都没有偏多的情况，所以形体也不大不小而匀
称，这就是一般人的标准。黄帝说：好。怎样进行治疗
呢？伯高说：首先必须辨别三种不同类型的形体，掌握各
型之人血的多少，气的清浊，然后根据虚实进行调治。根
据具体情况按照常规治法就可以了。所以膏人的体型是腹
肌宽纵、腹肉下垂；肉人的体型是上下肢体都很宽大；脂
型的人，虽脂多，体型却不大。在治疗时要分别对待。

玉版第六十

【题解】

玉，《说文》曰"石之美者"。因文中所阐发的内容
非常重要，值得珍视而刻于玉版之上，故称为"玉版"。

【原文】

黄帝曰：余以小针为细物也，夫子乃言上合之于天，
下合之于地，中合之于人，余以为过针之意矣，愿闻其
故。岐伯曰：何物大于天乎？夫大于针者，惟五兵者焉。
五兵者，死之备也，非生之具。且夫人者，天地之镇也，
其不可不参乎？夫治民者，亦唯针焉。夫针之与五兵，其

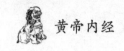

孰小乎？

黄帝曰：病之生时，有喜怒不测，饮食不节，阴气不足，阳气有余，营气不行，乃发为痈疽。阴阳不通，两热相搏，乃化为脓，小针能取之乎？岐伯曰：圣人不能使化者，为之，邪不可留也。故两军相当，旗帜相望，白刃陈予中野者，此非一日之谋也。能使其民，令行禁止，士卒无白刃之难者，非一日之教也，须臾之得也。夫至使身被痈疽之病，脓血之聚者，不亦离道远乎？夫痈疽之生，脓血之成也，不从天下，不从地出，积微之所生也。故圣人自治于未有形也，愚者遭其已成也。黄帝曰：其已形，不予遭；脓已成，不予见，为之奈何？岐伯曰：脓已成，十死一生，故圣人弗使已成，而明为良方，著之竹帛，使能者踵而传之后世，无有终时者，为其不予遭也。黄帝曰：其已有脓血而后遭乎？不导之以小针治乎？岐伯曰：以小治小者其功小，以大治大者多害，故其已成脓血者，其唯砭石铍锋之所取也。

黄帝曰：多害者其不可全乎？岐伯曰：其在逆顺焉。黄帝曰：愿闻逆顺。岐伯曰：以为伤者，其白眼青、黑眼小①，是一逆也；内药②而呕者，是二逆也；腹痛渴甚，是三逆也；肩项中不便，是四逆也，音嘶色脱是五逆也。除此五者为顺矣。

黄帝曰：诸病皆逆顺，可得闻乎？岐伯曰：腹胀，身热，脉大，是一逆也；腹鸣而满，四肢清，泄，其脉大，是二逆也；衄血不止，脉大，是三逆也；咳且溲血脱形，其脉小劲，是四逆也；咳，脱形身热，脉小以疾，是谓五逆也。如是者，不过十五日而死矣。其腹大胀，四末清，脱形，泄甚，是一逆也；腹胀便血，其脉大，时绝，

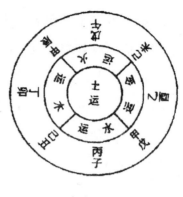

岁会图

是二逆也；咳溲血，形肉脱，脉搏，是三逆也；呕血，胸满引背，脉小而疾，是四逆也；咳呕腹胀，且飧泄，其脉绝，是五逆也。如是者，不及一时而死矣。工不察此者而刺之，是谓逆治。

黄帝曰：夫子之言针甚骏[③]，以配天地，上数天文，下度地纪，内别五藏，外次六府，经脉二十八会[④]，尽有周纪，能杀生人，不能起死者，子能反之乎？岐伯曰：能杀生人，不能起死者也。黄帝曰：余闻之则为不仁，然愿闻其道，弗行于人。岐伯曰：是明道也，其必然也。其如刀剑之可以杀人，如饮酒使人醉也，虽勿诊，犹可知矣。黄帝曰：愿卒闻之。岐伯曰：人之所受气者，谷也。谷之所注者，胃也。胃者，水谷气血之海也。海之所行云气者，天下也。胃之所出气血者，经遂也。经遂者，五藏六府之大络也，迎而夺之而已矣。黄帝曰：上下有数乎？岐伯曰：迎之五里，中道而止，五至而已，五往而藏之气尽

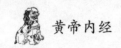

矣。故五五二十五而竭其输矣，此所谓夺其天气者也，非能绝其命而倾其寿者也。黄帝曰：愿卒闻之。岐伯曰：阖门而刺⑤之者，死于家中；入门而刺⑥之者，死于堂上。黄帝曰：善乎方，明哉道，请著之玉版，以为重宝，传之后世，以为刺禁，令民勿敢犯也。

【注释】

①白眼青、黑眼小：白眼属肺，黑眼属肝，意指肺、肝二脏气衰。

②内药：即服药。

③骏：大的意思。

④经脉二十八会：手足十二经脉，左右共二十四脉，再加任督阴跷阳跷共二十八脉，相互交会。

⑤阖门而刺：形容在要害处进行浅刺。

⑥入门而刺：指针刺已深入门户要害之中。

【语译】

黄帝说：我认为小针是细小的东西，先生却说它的作用，上能合于天，下能合于地，中能合于人，我觉得这是把针的作用意义夸大了，希望能听听其中的缘故。岐伯说：有什么东西比天更大呢？大于针的作用的东西只有五种兵器。但五种兵器是为杀人而准备的，不是救人的工具。况且人是天地之间最重要的生命，怎能不与天地相参呢？治疗人的疾病，只有用小针才行。因此针和五种兵器的作用，谁大谁小不是很清楚了吗？

　　黄帝说：有的病在发生的时候，因为喜怒无常，饮食不节，导致阴气不足，阳气亢盛，营气郁滞，而发生痈疽。进而阴阳阴隔，营气郁滞化热与外热相互搏结，而化为脓，这种病小针能治吗？岐伯说：圣人是不会让郁滞的营气化脓的，这是因为邪气不可久留在体内。譬如两军作战，旗帜相望，血刃排列在旷野当中，这决非一无所能谋划的。能够使臣民有令必行，不禁必止，士兵免受刀枪之苦，一定是长期教育的结果，而不是顷刻之间就能办到的。等到身体已经患了痈疽之病，脓血已经形成了再治疗，不也背离治疗原则太远了吗？因为痈疽的产生，脓血的形成，既非从天而降，亦非从地而生，而是从小到大逐渐发展起来的。所以圣人在痈疽没有形成时给自己治疗，愚笨的人就要遭受痈疽形成后的痛苦。黄帝说：如果痈疽已经形成，而没有感觉，脓液已经形成，而没有预见，怎么办呢？岐伯说：脓液已经形成的，十死一生，所以圣人不让脓液形成，因而明确制定了早治的良方，并记载在竹帛上，使贤能的人继承下去而一代一代传下，不至于失传，使病人不再遭受痈疽的痛苦。黄帝说：那些已经形成脓液的病人后来一定要遭受死亡的危险吗？难道不可以用小针治疗导引放脓吗？岐伯说：用小针治疗，其功效不大，用大针治疗，可产生许多不良后果，所以对于已形成脓血的，只有选用砭石或铍针、锋针。

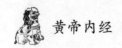

黄帝说：有些痈疽病产生许多危害就不可能治愈吗？岐伯说：能否治好主要根据病证的顺逆。黄帝说：希望你谈谈逆顺的情况。岐伯说：已经形成脓液的人，白眼青，黑眼小，是逆证之一，服药后呕吐的，是逆证之二；腹痛而口渴厉害的，是逆证之三；肩项、肩背活动不灵便的，是逆证之四；声音嘶哑，面无血色的，是逆证之五。除了上述五种逆证之外，都是顺证了。

黄帝说：所有的病都有逆证、顺证，可以讲给我听听吗？岐伯说：腹胀满，身发热，脉大，是逆证之一：腹满而肠鸣，四肢逆冷，腹泻，脉大，是逆证之二；衄血不止，脉大，是逆证之三；咳嗽并且尿血、形体消瘦、脉小而有力，是逆证之四；咳嗽，形体羸弱，身发热，脉小而搏动快的，是逆证之五。象这样的情况，不超过十五天就会死亡。还有腹大而胀满，四肢末端逆冷，形肉已脱，泄泻严重的，是逆证之一；腹胀满，大便下血，脉大，有时歇止的，是逆证之二；咳嗽、小便溺血，形肉已脱，脉搏无和缓之象，是逆证之三；呕血，胸部胀满牵涉背部，脉小而疾数，是逆证之四；咳嗽、呕吐、腹胀、泄泻时完谷不化，脉不至，是逆证之五。象上术五种情况，不过一昼夜就会死亡。医生不能审察上述情况而妄行针刺，就称为逆治。

黄帝说：先生说针刺的作用非常大，可以与天地相比，上合天文，下应地理。在人体方面，内则分别与五脏相联，外侧依次和六腑、二十八条经脉相交会，使它们运行正常，但有时针能刺死活人，而不能使死人回生，您能扭转这种情况吗？岐伯说：针治不当，确能杀活人，而不能使死人回生。黄帝说：我听了您这段话，觉得太不仁道了，但希望听听其中的道理。使这种情况不再出现在人的身上。岐伯说：这是很明显的道理，也是必须的结果。正象刀剑可以杀人，饮酒可以醉的道理一样，不用分析，也可以知道它的原因。黄帝说：我想听你详细地讲一讲。岐伯说：人禀受的精气，来源于水谷。水谷注入的部位是胃。胃是受盛水谷、产生气血的地方。海里的水要化为云气才能纵横天下，胃中精微化生的气血需要有经隧才能运行周身。所谓经隧，就是联系五脏六腑的经脉，如果误用泻法，就会使气血耗尽而死亡。黄帝说：上下的经脉，有一定刺禁范围吗？岐伯说：用泻法针刺五里穴，导致经气中途停止运行。每脏之气，一般是五至而已，所以如连续五次用泻法，则一脏气尽，如连续泻二十五次，则五脏输注的经气就会竭绝，这就是所说的劫夺了人的脏真之气，而不是由于其人命中该死而终其寿命的。黄帝说：想听你详细谈谈。岐伯说：妄行针刺，若刺得浅，病人回到家中就死亡；如刺得深，病人会立即死在医生的诊室内。黄帝说：你讲的方法很好，道理也明确，请把它刻在玉版上面，作为重要的宝藏，留传后世，作为禁刺的根据。使人们不要违犯它。

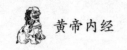

五禁第六十一

【题解】

本篇主要以阐述针刺的宜忌为中心，包括五禁、五夺、五过、五逆等法，其内容以五禁为首，故篇名为"五禁"。

【原文】

黄帝问于岐伯曰：余闻刺有五禁，何谓五禁？岐伯曰：禁其不可刺也。黄帝曰：余闻刺有五夺。岐伯曰：无泻其不可夺者也。黄帝曰：余闻刺有五过①。岐伯曰：补泻无过其度。黄帝曰：余闻刺有五逆。岐伯曰：病与脉相逆，命曰五逆。黄帝曰：余闻刺有九宜。岐伯曰：明知九针之论，是谓九宜。

【注释】

①五过：是指补泻均超出一定限度而言。《类经》二十三卷五十八注："补之太过，资其邪气；泻之过度，竟其正气，是五过也。"余伯荣说："五过者，五脏外合之皮脉肉筋骨，有邪正虚实，宜平调之，如补泻过之度。是为五过。"

【语译】

黄帝向岐伯问道：我听说刺有五禁，什么叫五禁呢？

岐伯说：五禁就是说明禁止针刺的时日，凡逢到禁日，对某些部位，应避免针刺。黄帝说：我听说刺有五夺。岐伯曰：五夺是说明气血衰弱元气大虚时不可用泻法针刺。黄帝说：我听说刺有五过。岐伯说：五过就是补泻不要过其常度。黄帝说：我听说刺有五逆。岐伯说：疾病与脉象相反，就叫五逆。黄帝说：我听说刺有九宜。岐伯说：明确知道九针的理论，并能恰当运用，谓之九宜。

【原文】

黄帝曰：何谓五禁？愿闻其不可刺之时。岐伯曰：甲乙日自乘①，无刺头，无发蒙②于耳内。丙丁日自乘，无振埃③于肩喉廉泉。戊己日自乘四季，无刺腹去爪④泻水。庚辛日自乘，无刺关节于股膝。壬癸日自乘，无刺足胫。是谓五禁。黄帝曰：何谓五夺？岐伯曰：形肉已夺，是一夺也；大夺血之后，是二夺也；大汗出之后，是三夺也；大泄之后，是四夺也；新产及大血之后，是五夺也。比皆不可泻。黄帝曰：何谓五逆？岐伯曰：热病脉静，汗已出，脉盛躁，是一逆也；病泄，脉洪大，是二逆也；著痹不移，䐃肉破，身热，脉偏绝，是三逆也；淫⑤而夺形身热，色夭然白，及后下血衃，血衃笃重，是四逆也；寒热夺形，脉坚搏，是五逆也。

【注释】

①自乘：是言干支值日的意思。不同的干支，应人身

不同的部位，每一天都能逢到一个有值日的天干，叫做自乘。《类经》二十二卷五十八注："日自乘者，言其日之所直也。"孙鼎宜："《淮南》氾论高注：乘，加也。谓甲乙加于十二支，故曰自乘也。"

②发蒙：是治疗耳目头面之疾的一种刺法的名称（详见本书刺节真邪篇）。

③振埃：是治疗阳气逆于胸中，喘咳胸满，肩息上气等病的一种刺法名称（详见刺节真邪篇）。

④去爪：是指治疗关节脉络四肢病以及阴囊水肿的一种刺法的名称（详见刺节真邪篇）。

⑤淫：这里泛指耗伤阴津的病变。周学海：淫，谓肠澼沃沫，精遗淋漓盗汗之类皆是。"

【语译】

黄帝说：什么叫五禁：我愿知道什么时间不可针刺。

岐伯说：天干应于人身，甲乙应头，所以逢到甲乙日，不要刺头部。也不要用发蒙的针法刺耳内。丙丁应肩喉，逢到丙丁日，不要用振埃法刺肩、喉及廉泉穴。戊己应手足四肢，逢到戊己日，不可刺腹部和用去爪法泻水。庚辛应于股膝，逢庚辛日，

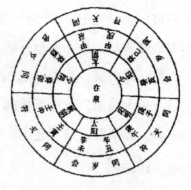

同天符同岁会图

不可刺股膝的穴位。壬癸应足胫，逢壬癸日，不可刺足胫的穴位。这就是所谓五禁。黄帝问：什么叫五夺？岐伯说：五夺，是五种大虚的病症。形体股肉消瘦已极，是一夺；大失血之后，是二夺；大汗出之后，是三夺；大泄之后，是四夺；新产流血过多，及大量出血之后，是五夺。五夺症都是元气大虚，不可再用泻法。黄帝问：什么叫五逆？岐伯说：热性病，脉应洪大，但反见沉静，在出汗之后，脉应沉静，但反见躁动，脉症相反，是逆症之一；患泻下的病，脉宜沉静，而反见洪大之脉，是正虚邪盛，为逆症之二；肢体痹着，久病不愈，高起的肌肉破溃，身体发热，一侧的脉搏难以摸到，为逆症之三；久病遗、泄、淋、浊、汗等致阴血受损，使形体消瘦，若见发热，肤色苍白，枯晦不泽，大便下血块较严重的，为逆症之四；人有久发寒热，身体消瘦，脉坚硬搏指的，是逆症之五。

动输第六十二

【题解】

本篇首先阐述十二经脉中，为什么手太阴、足太阴、阳明三条经脉"独动不休"的原因。另外说明营卫运行，上下贯通，其交会之处是在四肢，"四末阴阳之会者"，简要地揭示这个道理。

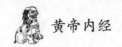

【原文】

黄帝曰：经脉十二，而手太阴，足少阴、阳明独动不体，何也？岐伯曰：足阳明胃脉也。胃为五脏六腑之海，其清气上注于肺，肺气从太阴而行之，其行也，以自往来①，故人一呼脉再动，一吸脉亦再动，呼吸不已，故动而不止。黄帝曰：气之过于寸口也，上十焉息？下八焉伏②？何道从还？不知其极。岐伯曰：气之离脏也，卒然如弓弩之发，如水之下岸，上于鱼以反衰③，其余气衰散以逆上，故其行微。

【注释】

①以息往来：息，一呼一吸谓之一息。以息往来，是指呼吸与脉气的往来运行有密切的关系。

②上十焉息，下八焉伏：马莳："……然脉之过于寸口也，上之从息而行者，可拟十分，下之伏于脏内者，可拟八分，但不知其何道而来，何道而还？……又从肺经而行之一昼一夜，共五十度，但其上鱼之际，十焉在息，下鱼之后，八焉伏藏，故上鱼即已，则气似反衰……。"《类经》八卷第十三："寸口，手太阴脉也，上下言进退之势也；十、八喻盛衰之形也；焉，何也；息，生长也。上十焉息，言脉之进也其气盛，何所来而生也；下八焉伏，言脉之退也其气衰，何所去而伏也。此其往还之道，真君有难穷其极者。"这里从《类经》注。

③上于鱼以反衰：鱼，谓鱼际。此指脉气从寸口上鱼际之后，出现由盛而反衰的现象。

【语译】

黄帝说：在十二经脉之中，为什么惟独手太阴肺经，足少阴肾经，足阳明胃经之脉搏动不止而表现于外呢？岐伯说：足阳明胃脉与脉搏跳动有密切关系，因为胃是五脏六腑的营养来源，胃中水谷精微所化生的清气，上行注入于肺，肺气从手太阴肺经开始，循行于十二经脉，肺气的运行，是随着人的呼吸而往来的，故人一呼脉跳动两次，一吸脉亦跳动两次，呼吸不停，所以脉搏的跳动也不停止。黄帝说：脉气通于寸口时，上下出入是怎样运行的呢？都是什么道理呢？岐伯说：脉气离开内脏而外行经脉时，象箭离弦一样的迅急，如水冲决堤岸一样的迅猛，所以，开始时脉气是强盛的，当脉上达鱼际后，就呈现由盛而衰的现象，但还要借此衰散之力逆而上行，所以它运行的气势就很微弱了。

【原文】

黄帝曰：足之阳明何因而动？岐伯曰：胃气上注于肺，其悍气上冲头者，循咽，上走空窍、循眼系，入络脑、出颅①，下客主人，循牙车②，合阳明，并下人迎，此胃气别走于阳明者③也。故阴阳上下，其动也若一④。故阳病而阳脉小者为逆，阴病而阴脉大者为逆。故阴阳俱

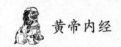

静俱动若引绳，相倾者病。

【注释】

①颊（hàn 汉）：指头面之部位。廖平："据杂病篇曰颊痛。癫狂篇曰取头两颊。盖皆言头面之部位也。此节言自脑出颊下客主人，则此当在脑之下，颧之前，客主人之上，其即颧骨之上两太阳之间为颊也。"

②牙车：即曲牙，颊车的部位。

⑧胃气别走于阳明者：这是说人迎脉搏动的原因，是由于胃气上注于肺，悍气上冲头，循咽，入络脑、下客主人，合阳明，并下人迎的缘故。这种由胃气上注肺的循行与足阳明经脉的循行略有不同，所以说胃气别走于阳明。《太素》卷九脉行同异注："十二经脉别走，皆从脏之阴络，别走之阳；亦从府之阳络，别走之阴。此之别走，乃别胃腑盛气，还走胃脉阳明经者。何也？答曰：胃者，水谷之海，五脏六腑皆悉禀之。别起一道之气，合于阳明，故阳明得在经脉中，长动在结喉两箱，名曰人迎。五脏六腑，脉气并出其中，所以别走，与余不同。"

④阴阳上下，其动也若一：阴谓寸口，指手太阴肺脉；阳，谓人迎，指足阳明胃脉。上，谓人迎；下，谓寸口。人迎在颈，所以为上；寸口在手，所以为下。人迎与寸口两者的搏动是相应的，从理论上说是一致的，但因受时令影响，即本书禁服篇所云，"春夏人迎微大，秋冬寸

口微大"，所以二者似一而非一，故说"其动也若一"。《太素》卷脉行同异注："人迎寸口之动，上下相应俱来，譬之引绳，故若一也。"

【语译】

黄帝说：足阳明胃脉为什么搏动不止呢？岐伯说：这是因为胃气上注于肺，其上冲于头的慓悍之气，则循咽而上走于空窍，循眼系，入络脑，从脑出于颅部，下行会于足少阳胆经的客主人穴，沿颊车，合于足阳明本经，即循经下行至结喉两旁的人迎穴，这就是胃气别走而又合于阳明，使阳明独动不体的原因。由于手太阴寸口脉，和足阳明人迎脉阴阳上下之气互相贯通，所以它的跳动也是一致的。阳病而阳明脉反小的为逆象，阴病而太阴脉大的为逆象。所以，在正常情况下，脉气的阴阳动静，是内外相应的。因此，寸口和人迎脉应当基本上协调一致，静则俱静，动则俱动，象牵引绳索一样的均匀，若有一方偏盛，失去平衡，就是病态。

【原文】

黄帝曰：足少阴何因而动？岐伯曰：冲脉者，十二经之海也，与少阴之大络，起于肾于，出于气街，循阴股内廉，邪入腘中，循胫骨内廉，并少阴之经，下入内踝之后，入足下，其别者，邪入踝，出属、跗①上，入大指之间，注诸络，以温足胫，此脉之常动者也。

1327

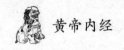
【注释】

①属、跗：属，据《太素》卷十冲脉注谓："胫骨与跗骨相连之处曰属也。"跗，指足背而言。

【语译】

黄帝说：足少阴肾经的动脉，为什么独动不休呢？岐伯呢：足少阴脉动，是因为冲脉与之并行的缘故。冲脉，为十二经之海，它和足少阴之络，同起于肾下，出于足阳明胃经的气街（气冲穴），沿大腿内侧，向下斜行入腘中，再沿胫骨内侧，与少阴经相合而下行入于足踝之后，入于足下。其中又分出一条支脉，斜入内踝，出而入于胫骨、跗骨相连之处的属部，以及足背，进入大趾之间，再进入诸络脉之中，发挥温养胫部和足部的作用，这就是足少阴经脉独动不休的原因。

【原文】

黄帝曰：营卫之行也，上下相贯，如环之无端，今有其卒然遇邪气，及逢大寒，手足懈惰，其脉阴阳之道，相输之会，行相失出。气何由还？岐伯曰：夫四末阴阳之会者，此气之大络也，四街者，气之径路也。故络绝则径通，四末解则气从合，相输如环。黄帝曰：善。此所谓如环无端，莫知其纪，终而复始，此之谓也。

【语译】

黄帝说：营气和卫气的运行，是上下互相贯通，如环一样的无端，而循环不息，现在突然遇到邪气的侵袭，或遭到了严寒的刺激，外邪留居四肢，则手足懈惰无力，营卫在经脉内外运行，阴阳有度，若邪气居之，则其运行之道路及运输会合之处，都因外邪的影响而阻滞不通，运行失常，在这样的情况下，营卫之气是怎样往返循环的呢？岐伯说：四肢末端是阴阳会合的地方，也是营卫之气通行的经络，头、胸、腹、胫四部的气街，是营卫之气循行必经之路，故邪气阻塞了小的络脉后，则象四街这样的一些径路就能开通，使之运行如常，当四末的邪气得以解除后，则络脉又沟通，气又从这里输运会合，如环之无端，周而复始，运动不息。黄帝说：好。有了这种络绝则径通的协调配合作用，才能保持营卫之气环周运输，往来不息，道理就在于此。

五味论第六十三

【题解】

本篇主要论述了五味各有所走，五味偏嗜、太过所出现的病理变化，以及因此引起的各种病证，故篇名为"五味"。

【原文】

黄帝问于少俞曰：五味入于口也，各有所走，各有所

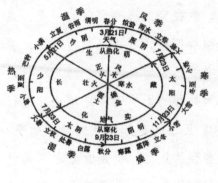

岁气运行图

病。酸走筋，多食之，令人癃；咸走血，多食之，令人渴，辛走气，多食之，令人洞心；苦走骨，多食之，令人变呕；甘走肉，多食之，令人悗心。余知其然也，不知其何由，愿闻其故。

少俞答曰：酸入于胃，其气涩以收，上之两焦，弗能出入也，不出即留于胃中，胃中和温，则下注膀胱，膀胱之胞①薄以懦，得酸则缩绻，约而不通，水道不行，故癃。阴者，积筋之所终也，故酸入而走筋矣。

黄帝曰：咸走血，多食之，令人渴，何也？少俞曰：咸入于胃，其气上走中焦，注于脉，则血气走之，血与咸相得则凝，凝则胃中汁注之，注之则胃中渴，竭则咽路②焦，故舌本干而善渴。血脉者，中焦之道也，故咸入而走血矣。

黄帝曰：辛走气，多食之，令人洞心，何也？少俞曰辛入于胃，其气走于上焦，上焦者，受气而营诸阳者也，姜韭之气熏之，营卫之气不时受之，久留心下，故洞心。辛与气俱行，故辛入而与汗俱出。

黄帝曰：苦走骨，多食之，令人变呕，何也？少俞曰：苦入于胃，五谷之气，皆不能胜苦，苦入下脘，三焦之道皆闭而不通，故变呕。齿者，骨之所终也。故苦入而走骨，故入而复出，知其走骨也。

黄帝曰：甘走肉，多食之，令人悗心，何也？少俞曰：甘入于胃，其气弱小，不能上至于上焦，而与谷留于胃中者，令人柔润也，胃柔则缓，缓则虫动，虫动则令人悗心。其气外通于肉，故甘走肉。

【注释】

①胞：皮的意思。

②咽路：即咽道。

【语译】

黄帝问少俞道：五味进入口里，各自有它所进入的脏腑，各自有它引发的疾病。酸味进入筋，酸味的食物吃多了，会使人小便不通。咸味进入血液，咸味的食物吃多了，会使人口喝。辛味进入气，辛味的食物吃多了，会使人心气流泄。苦味进入骨骼，苦味的食物吃多了，会使人发生呕吐。甘味进入肌肉，甘味的食物吃多了，会使人心闷。我知道是如此，但不知道是什么原因，希望听听这原因。

少俞回答说：酸味进入胃里，由于酸性凝涩，起收敛作用，上行至中、上二焦，不能与营气一道出入。酸味流不出去，便停留在胃里，而寒气温热，便下行注入膀胱里。膀胱的皮薄而软，遇到酸味便紧缩而不畅通，水道不

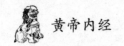

畅通，因而小便困难。人的前阴，是全身各筋聚积的终点，所以酸味入胃便进入筋里。

黄帝说：咸味进入血液，咸味的食物吃多了，会使入口喝，这是什么原因？少俞说：咸味进入胃里，它的气味上行进入中焦，注入脉里，血气进入咸气里，血与咸味相结合，血就凝结起来。血凝结，胃中的津液便流注到血脉里以稀释血液。胃液流注到血脉里，胃液就枯竭。胃液枯竭，咽道就干焦，所以舌根干燥，容易口喝。脉是输送中焦津液的通道，所以咸味入胃，便进入血液里。

黄帝问：辛味进入气，辛味的食物吃多了，会使人心气流泄，为什么？少俞说：辛味进入胃里，它的气味进入胃上口，胃上口是秉承卫气而于脉外运行至腠理有。如果姜和韭菜之类的辛辣的气味薰蒸上焦，营气卫气不断受纳辛辣的气味，辛辣气味长时间停留在心下，所以心气流泄，辛辣与卫气一道运行，所以辛味入胃，便使腠理开张，而与汗一起散发。

黄帝问：苦味进入骨骼，苦味的食物吃多了，会使人发生呕吐。为什么？少俞说：苦味进入胃里，五谷的气味，都不能胜过苦味，苦味进入胃下脘，三焦的道路都闭塞不通，所以发生呕吐。牙齿是骨骼的终端，所以苦味入胃后进入骨骼，也进入牙齿。因为苦味进入胃里，又从胃里吐出，所以知道苦味入骨。

黄帝问：甘味进入胃里，它的气味微弱，不能向上运行到达上焦，而与谷物一起停留在胃里，会使人觉得柔和滋溢。胃柔润，胃就松弛；胃松弛，寄生虫就蠢动；寄生虫蠢动，就会使人心闷。甘味的气外通肌肉，所以叫做甘走入肉。

阴阳二十五人第六十四

【题解】

本篇运用阴阳五行学说的理论，按照人体的肤色、体形、禀性、态度和对自然界变化的适应能力等方面的特征，归纳总结出木、火、土、金、水五种不同的体质类型。再根据五音、阴阳属性、体态和生理特征等方面，又将每一类型划分为五类，即成为二十五种体质类型。在分型的基础上，进一步阐述了不同类型的个体在生理、病理和治疗上的特异性，故篇名为"阴阳二十五人"。

【原文】

黄帝曰：余闻阴阳之人，何如？伯高曰：天地之间，六合之内，不离于五，人亦应之。故五五二十五人之政，而阴阳之人不与焉。其态又不合于众者五，余已知之矣。愿闻二十五人之形，血气之所生，别而以侯，从外知内，何如？岐伯曰：悉乎哉问也！此先师之秘也，虽伯高犹不能明之也。黄帝避席遵循而却①曰：余闻之，得其人弗教，

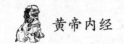

是谓重失，得而泄之，天将厌之。余愿得而明之，金柜藏之，不敢扬之。岐伯曰：先立五形金木水火土，别其五色，异其五形之人②，而二十五人具矣。

黄帝曰：愿卒闻之。岐伯曰：慎之慎之，臣请言之。木形之人，比于上角③，似于苍帝。其为人苍色，小头，长面，大肩背，直身，小手足，好有才，劳心，少力，多忧劳于事，能春夏不能秋冬，感而病生，足厥阴佗佗然。大角之人，比于左足少阳，少阳之上④遗遗然。左角之人，比于右足少阳，少阳之下随随然。钛角之人，比于右足少阳，少阳之上推推然。判角之人，比于右足少阳，少阳之下栝栝然。

火形之人，比于上徵⑤，似于赤帝。其为人赤色，广䏆⑥，锐面小头，好肩背髀腹，小手足，行安地，疾行摇，肩背肉满，有气轻财，少信多虑，见事明，好颜，急心，不寿暴死。能春夏不能秋冬，秋冬感而病生，手少阴核核然。质徵之人，比于左手太阳，太阳之上肌肌然。少徵之人，比于右手太阳，太阳之下慆慆然。右徵之人，比于右手太阳，太阳之上鲛鲛然。质判之人，比于左手太阳，太阳之下支支颐颐然⑦。

土形之人，比于上宫，似于上古黄帝，其为人黄色，圆面，大头，美肩背，大腹，美般胫，小手足，多肉，上下相称，行安地，举足浮，安心，好利人，不喜权势，善附人也。能秋冬不能春夏，春夏感而病生，足太阴敦敦然。大宫之人，比于左足阳明，阳明之上婉婉然。加宫之人，比于左足阳明，阳明之下坎坎然。少宫之人，比于右足阳明，阳明之上枢枢然。少宫之人，比于右足阳明，阳明之上枢枢然。左宫之人，经于右足阳明，阳明之下兀兀然。

金形之人，比于上商，似于白帝。其为人方面，白色，小头，小肩背，小腹，小手足，如骨发踵外，骨轻，身清廉，急心，静焊，善为吏。能秋冬不能春夏，春夏感而病生，手太阴敦敦然。钛商之人，比于左手阳明，阳明之上廉廉然，右商之人，比于左手阳明，阳明之下脱脱然。大商之人，比于右手阳明，阳明之上监监然，少商之人，比于右手阳明，阳明之下严严然。

水形之人，比于上羽，似于黑帝。其为人黑色，面不平，大头，廉颐，小肩，大腹，动手足，发行摇身，下尻长，背延延然，不敬畏，善欺绐人，戮死。能秋冬不能春夏，春夏感而病生，足少阴汗汗然。大羽之人，比于右足太阳，太阳之上颊颊然，少羽之人，比于左足太阳，太阳之下纡纡然。众之为人，比于右足太阳，太阳之下洁洁然，桎之为人，比于左足太阳，太阳之上安安然。是故五形之人二十五变者，众之所以相欺者是也。

黄帝曰：得其形，不得其色，何如？岐伯曰：形胜色，色胜形者，至其胜时年加①，感则病行，失则忧矣，形色相得者，富贵大乐。黄帝曰：其形色相胜之时，年加

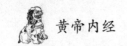

可知乎？岐伯曰：凡年忌下上之人大忌常加。七岁，十六岁、二十五岁、三十四岁、四十三岁、五十二岁、六十一岁，皆人之大忌，不可不自安也，感则病行，失则忧矣。当此之时，无为奸事。是谓年忌。

黄帝曰：夫子之言，脉之上下，血气之候，以知形气奈何？岐伯曰：足阳明之上，血气盛则髯美长；血少气多则髯短，故气少血多则髯少；血气皆少则无髯，两吻多画⑫。足阳明之下，血气盛则下毛美长至胸；血多气少则下毛美短至脐，行则善高举足，足指少肉，足善寒；血少气多则肉而善瘃⑬；血气皆少则无毛，有则稀枯悴，善痿厥足痹。

足少阳之上，气血盛则通髯美长，血多气少则通髯美短；血少气多则少髯；血气皆少则无须，感于寒湿，则善痹、骨痛、爪枯也。足少阳之下，血气盛则胫毛美长，外踝肥；血多气少则胫毛美短，外踝皮坚而厚；血少气多则胻毛少，外踝皮薄而软；血气皆少则无毛，外踝瘦无肉。

足太阴之上，血气盛则美眉，眉有毫毛⑭；血多气少则恶眉，面多少理；血少气多则面多肉；血气和则美色。足太阳之下，血气盛则跟肉满，踵坚；气少血多则瘦，跟空；血气皆少则喜转筋，踵下痛。

手阳明之上，血气盛则髭美；血少气多则髭恶；血气皆少则无髭。手阳明之下，血气盛则腋下毛美，手鱼肉以温；气血皆少则手瘦以寒。手少阳之上，血气盛则眉美以长，耳色美；血气皆少则耳焦恶色。手少阳之下，血气盛则手卷多肉以温；血气皆少则寒以瘦；气少血多则瘦以多脉。手太阳之上，血气盛则有多须，面多肉以平；血气皆少则面瘦恶色。手太阳之下。血气盛则掌内充满；血气皆少则掌瘦以寒。

黄帝曰：二十五人者，刺之有约乎？岐伯曰；美眉者，足太阳之脉，气血多；恶眉者，血气少；其肥而泽者，血气有余；肥而不泽者，气有余，血不足；瘦而无泽者，气血俱不足。审察其形气有余不足而调之，可以知逆顺矣。黄帝曰：刺其诸阴阳奈何？岐伯曰：按其寸口人迎，此调阴阳，切循其经络之凝涩，结而不通者，此于身皆为痛痹，甚则不行，故凝涩。凝涩者，致气以温之，血和乃止。其结络者，脉结血不和，决之乃行。故曰：气有余于上者，导而下之；气不足于上者，推而休之；其稽留不至者，因而迎之。必明于经隧，乃能持之。寒与热争者，导而行之，其宛陈血不结者，则而予之。必先明知二十五人，则血气之所在，左右上下，刺约毕也。

【注释】

①遵循而却：却步而不敢向前，表示非常恭敬的样子。

②先立五形金木水火土，别其五色，异其五行之人：即根据五行与五色相对应的关系；区别五种形态的人：木

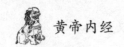

形人色苍，火形人色赤，土形人色黄，金形人色白，水形人色黑。

③上角：角为五音之一，上角是角音的一种变化。中国古代用角、徵、宫、商、羽代表五种音阶。音调在清浊高下之间为角，次高次清为徵，最下最浊为宫，音调的清浊高低是以黄钟的宫音增损长短为依据制成十二律。五音的变化很多，如在角音中，有正、偏和太、少的区别，可分为上角、左角、大角、钛角、判角等音调。

④少阳之上：与少阳之下相对而言。指性格类属于少阳经的人可分为上、下两种不同情况。

⑤上徵：徵（zhì），五音之一，又分为上徵、质徵、少徵、右徵、质判等。

⑥广䯒（yǐn 引）：指背脊部肌肉宽厚。

⑦支支颐颐然：形容怡然自得而无忧虑的样子。

⑧上宫：五音之一，属土，又有上宫、大宫、加宫、少宫、左宫五类。

⑨上商：五音之一，属金，又有上商、钛商、大商、少商、右商、五类。

⑩上羽：五音之一，属水，又有上羽、大羽、少羽、轻羽、众羽五类。

⑪至其胜时年加：年加，应作年忌，就是不利于其人的年龄。至其胜时年加：指当形色相胜之时，值有年忌相加，这样的年龄易患病。

⑫两吻多画：吻，即口角。画，指口角的纹理。两吻多画指口角两旁的纹理很多。

⑬瘃（zhú 竹）：冻疮。

⑭眉有毫毛：毫毛，即眉毛中的长毛。眉中出现毫毛乃血气盛所致。

【语译】

黄帝说：我听说人有阴阳属性的不同，他们是如何区别的呢？伯高说：天地之间，宇宙之内，一切事物之理都离不开五行，人也与五行相应。所以五五二十五种人形态的分类方法，与阴阳区别人属性的方法不同。这二十五种类型的人与阴阳之人的五种形态也不同。我已知道这种情况，希望知道二十五种人的形态、血气生成的情况，分别进行诊察时如何从外部表现测知体内的变化？岐伯说：你问得真洋细啊！这是先师的秘密，即使伯高也不能明白它的道理。黄帝离开坐位后退几步很恭敬地说：我听说，遇到可以传授的人而不教给他，这是很大的损失，得到了知识而又轻易泄漏出去，上天将厌弃他。我期望得到并且明白上述的知识，并把它保存在金匮里，不敢随便宣扬。岐伯说：先要明确金、木、水、火、土五种类型的人，然后再根据五色的不同，区别五种形态的人，这样二十五种人的形态就清楚了。

黄帝说：希望详尽地听你讲讲。岐伯说：请让我慎重

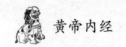

地讲给你听。木形的人，如木音中的上角，像东方地区的人，他们的皮肤青色，头小、面长、肩背宽大，身直，手脚较小，有才智，多操心，体力弱，多忧劳于世事。耐受春夏，不能耐受秋冬，容易感受病邪而发病，性格特征类属于足厥阴肝经，常表现一种雍容自得的样子。在木音中属于钛角一类的人，性格类属于左足少阳经之上，右足少阳经之下的性格特征是谦和不易向前。在木音中属于左角一类的人，性格类属于右足少阳经之下，右足少阳经之下的性格特征是随和、顺从。在木音中属于钛角一类的人，性格类属于右足少阳经之上，右足少阳之上的性格特征是勇于向前。在木音中属于判角一类的人，性格类属于左足少阳经之下，左足少阳经之下的性格特征是刚直不阿。

　　火形的人，如火音中的上徵，像南方地区的人。他们的肤色发红，背脊宽广，面瘦、头小、肩背、髀、腹各部的发育都很匀称，手脚较小，步履稳重，思维敏捷，行路时两肩摇摆，背部肌肉丰满，有气魄，轻财，缺少信心，顾虑较多，明白事理，喜爱漂亮，心急，不能享受高寿而易暴病死亡。耐受春夏，不耐受秋冬，秋冬季节易感受外邪而生病，性格特征类属于手少阴心经，常表现出一种诚实的样子。在火音中属于质徵一类的人，性格类属于左手太阳之上，左手太阳之上的性格特征是见识较浅。在火音中属于少徵一类的人，性格类属于右手太阳经之下，右手太阳经之下的性格特征是多疑。在火音中属于右徵一类的人，性格类属于右手太阳之上，右手太阳之上的性格特征是踊跃向上。在火音中属于质判一类的人，性格类属于左手太阳之下。左手太阳之下的性格特征是怡然自得，无忧无愁。

土形的人，如土音中的上宫，像中央地区的人。他们的皮肤发黄，面圆，头大，肩背健美，腹部肥大，手脚较小，股肉丰满，全身上下均匀相称，步履稳重，心情安定，好帮助别人，愿为人做好事，不喜欢权势，善于团结人。耐受秋冬，不能耐受春夏，春夏容易感受外邪而生病，性格类属于足太阴脾经，常表现出一种诚实忠厚的样子。在土音中属于大宫一类的人，性格特征类属于左足阳明经之上，左足阳明经之上的性格特征是和平、柔顺。在土音中属于加宫一类的人，性格类属于左足阳明之下，左足阳明之下的性格特征是端庄持重。在土音中属于少宫一类的人，性格类属于右足阳明之上，右足阳明之上的性格特征是圆滑婉转。在土音中属于左宫一类的人，性格类属于右足阳明之下，右足阳明之下的性格特征是做事勤奋。

金形的人，如金音中的上商，像西方地区的人。他们的颜面方正，皮肤发白，头小、小肩背、小腹、小手脚、足跟坚实，如骨骼长在足跟外面一样，骨骼有力运行轻快，禀性廉洁，性情急躁，静则安，动则凶猛，适合于做官吏。耐受秋冬，不能耐受春夏，春夏易感受外邪而生病，性格特征类属于左手太阴肺经，常表现出一种坚强不

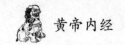

屈的样子。在金音中属于钛商一类的人，性格类属于左手阳明经之上，左手阳明经之上的性格特征是廉洁自守。在金音中属于左商一类的人，性格类属于右手阳明经之下，右手阳明经之下的性格特征是行动萧洒。在金音中属于大商的人，性格类属于右手阳明之上，右手阳明之上的性格特征是善于观察事物。在金音中属于少商的人，性格类属于右手阳明之下，右手阳明之下的性格特征是严肃庄重。

水形的人，如水音中的上羽，像北方地区的人。他们的皮肤发黑，颜面多皱纹，大头，颐部清瘦，肩小，腹部宽大，手脚好动，行路时身体摇动，尻骨较长，背亦较长，不恭维也不怕人，善于欺骗别人，易受杀戮而死。耐秋冬，不能耐春夏，春夏易感邪而生病，性格类属于足少阳肾经，常表现出一种心胸宽广的样子。在水音中属于大羽一类的人，性格类属于右足太阳经之上，左足太阳经之上的发生性格特征是容易洋洋自得。在水音中属于少羽一类的人，性格类属于左足太阳经之下，左足太阳经之下的性格特征是为人圆滑。在水音中属于众羽一类的人，性格类属于右足太阳经之下，右足太阳经之下的性格特征是文静清白。在水音中属于桎羽一类的人，性格类属于左足太阳经之上，右足太阳经之上的性格特征是心境安定。所以五种形态的人又有二十五种不同的变化，这是一般人易于混淆而辨别不清的原因。

黄帝问：人已具备某一类型的形体，但并不显现相应的肤色，这是什么原因？岐伯说：形体的五形属性克制肤色的五行属性，或肤色的五行属性克制形体的五形属性，有这些情况出现加上遇到年忌，再感受病邪就会发病，治疗不当就会有性命之忧。如果形体与肤色相应，则身体健康快乐。黄帝问：在他们形色相互克制时，禁忌的年龄可以计算吗？岐伯说；二十五种人年忌的计算，七岁是大忌之年，依次相加九年，则十六岁，六十一岁，都是人的大忌之年，不可以妄自行动，否则容易感受病邪，如得病后失治就会有性命之忧，在大忌的年份，不要做不正当的事，这就是年忌。

黄帝说：先生说，经脉循行于人体的上部和下部，如何根据经脉中气血的情况了解人体的形体呢？岐伯说：循行于人体上部的足阳明经，如气血充足，则颊部的胡须美而长。如血少气多，则颊部的胡须短，而气少血多则颊部胡须少，气血都少则颊部无胡须，口角两帝纹理较多。循行于人体下部的足阳明经脉，如气血充足则阴毛美而长，可以延到胸部；血多气少则阴毛美但短，只能延伸到脐部，走路时喜高抬两脚，脚趾肌肉较少，脚部常感寒冷；血少气多则易生冻疮，血气皆少则没有阴毛，即使有也是很少且枯槁憔悴，容易患痿症、厥证、脚部的痹证等病。

循行于人体上部的足少阳经脉，如气血充盛则连鬓的胡须美而长；如血多气少，则连鬓的胡须虽美但短；血少气多则胡须少；气血都少则没有胡须，若感受了寒湿之邪

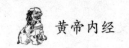

则容易发生痹证，骨骼疼痛，爪甲枯萎等病证。循行于人体下部的足少阳经，如果血气充盛则小腿部的毫毛美而长，外踝肌肉丰满；血多气少则小腿部的毫毛虽美但短，外踝处的皮肤坚韧而厚实；血少气多则小腿前部的毫毛稀少，外踝处的皮薄松软，血气都少则小腿无毛，外踝瘦小而没有肌肉。

循行于人体上部的足太阳经脉，如血气充盛则双眉美丽，眉毛中有较长的毫毛；血多气少则眉毛较丑，面部多有细小皱纹；血少气多则面部肌肉丰满；气血调和则面色秀美。循行于人体下部的足太阳经，如血气充盛则足跟部肌肉丰满、坚实；气少血多则足跟部肌肉消瘦，空软无力；气血都少则容易发生转筋，足跟疼痛等症。

循行于人体上部的手阳明经，如气血充盛则口上的胡须清秀，血少气多则口脾的胡须粗短难看，血气皆少则口上无胡须。循行于人体下部的手阳明经，如血气弃盛则腋下的腋毛秀美，手的鱼部肌肉温暖；气血皆少则两手皮肉瘦薄而寒冷。循行于人体上部的手少阳经，如血气充盛则眉毛清秀而长，耳部红润；血气皆少则轮枯萎，色晦暗。循行于人体下部的手少阳经，如血气弃盛则手腕部肌肉丰满而较温暖；气血皆少则手腕部肌肉消瘦而较寒冷；气少血多则手腕部肌肉消瘦，脉络暴露。循行于人体上部的手太阳经脉，如气血充盛则胡须多，面部肌肉丰满平整。气血皆少则面部消瘦无华，循行于人体下部的手太阳经脉，如气血充盛，则手掌肌肉丰满；气血皆少，则手掌肌肉消瘦而寒凉。

　　黄帝说：对于这二十五种类型的人，在针刺治疗时有一定的原则吗？岐伯说：眉毛秀美的人，足太阳经的气血充盛，眉毛难看的人是气血都少；那些肥胖、肌肤润泽的人，是气血过多；身体肥胖、肌肤干枯的人，是气有余而血不足；身体消瘦而皮肤无光泽的人，是气血两亏。根据病人的形体特征诊察病人体内气血的有余、不足而进行治疗，就可以知道病势的逆顺而恰当治疗。黄帝问：如何针刺各条阴经、阳经的病变呢？岐伯说：按病人的人迎、寸口脉，可以了解病人阴阳的情况。切摸经络有无气血凝滞，如有郁结致经脉不通，这种情况在人体可表现为痛痹，病情严重气血不能通行，将出现气血凝滞的现象。有气血凝滞的人，应当针刺温通气机，待气血调和后停止治疗。如果络脉气血郁结，刺出瘀血则气血就可正常运行了。所以说：邪气郁结于上部，应当针刺下部的俞穴，以引导病气下行；上部正气虚的病人，应当取上部的俞穴，推而扬之，以催其气上行；如因邪气阴滞导致经气中途滞留的情况，可用针迎着经气的来路针刺引导气至。必须明嘹经脉的循行道路，然后才能针刺。如果出现寒热交争的情况，可根据寒热偏胜的情况引邪外出。如果脉中有气血郁结但血尚未瘀结的情况，可根据气血郁结的程度针刺。总之，必须先了解二十五种人的不同特点，以及气血盛衰

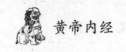

和气血郁滞在何部位，针刺的原则也就掌握了。

卷之十

五音五味① 第六十五

【题解】

五音，代表五音所属的各种类型的人。五味，指饮食五味。本篇主要论述了以五音代表的二十五种人应调治的部位和分区，以及五味调养五脏的方法，故篇名为"五音五味"。

【原文】

右徵与少徵，调右手太阳上。左商与左徵，调左手阳明上。少徵与大宫，调左手阳明上。左角与大角，调右足少阳下。大徵与少徵，调左手太阳上，众羽与少羽，调右足太阳下。少商与右商，调右手太阳下。桎羽与众羽，调右足太阳下。少宫与大宫，调右足阳明下。判角与下角，调右足少阳下。钛商与上商，调右足阳明下。钛商与上角，调左足太阳下。

上徵与右徵同，谷麦、畜羊、果杏，手少阴，藏心，色赤，味苦，时夏。上羽与大羽同，谷大豆，畜彘，果栗，足少阴，藏肾，色黑，味咸，时冬。上宫与大宫同，谷稷，畜牛，果枣，足太阴，藏脾，色黄，味甘，时季夏。上商与右商同，谷黍，畜鸡，果桃，手太阴，藏肺，色白，味辛，时秋。上角与大角同，谷麻，畜犬，果李，足厥阴，藏肝，色青，味酸，时春。大宫与上角，同右足阳明上。左角与大角，同左足阳明上。少羽与大羽，同右足太阳下。左商与右商，同左手阳明上。加宫与大宫，同左足少阳上。质判当大宫，同左手太阳下。判角与大角，同左足少阳下。大羽与大角，同右足太阳上。大角与大宫，同右足少阳上。右徵、少徵、质徵、上徵、判徵。右角、钛角、上角、大角、判角。右商、少商、钛商、上商、左商。少宫、上宫、大宫、加宫、左角宫。众羽、桎羽、上羽、大羽、少羽。

黄帝曰：妇人无须者，无血气乎？岐伯曰：冲脉、任脉，皆起于胞中，上循背里，为经络之海。其浮而外者，循腹右上行，会于咽喉，别而络唇口。血气盛则充肤热血，血独盛则澹渗皮肤，生毫毛。今妇人之生，有余于气，不足于血，以其数脱血也，冲任之脉，不荣口唇，故须不生焉。

黄帝曰：土人有伤于阴，阴气绝而不起，阴不用，然其须不去，其故何也？宦者①独去何也？愿闻其故，岐伯曰：宦者去其宗筋②，伤其冲脉，血泻不复，皮肤内结，

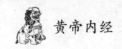
唇口不荣，胡须不生。黄帝曰：其有天宦③者，未尝疲伤，不脱于血，然其须不生，其故何也？岐伯曰：此天之所不足也，其住冲不盛，宗筋不成，有气无血，唇口不荣，故须不生。

黄帝曰：善乎哉！圣人之通万物也，若日月之光影，音声鼓响，闻其声而知其形，其非夫子，孰能明万物之精？是故圣人视其颜色，黄赤者多热气，青白者少热气，黑色者多血少气。美眉者太阳多血，通髯极者少阳多血；美须者阳明多血。此其时然也。夫人之常数：太阳常多血少气，少阳常多气少血，阳明常多血多气，厥阴常多气少血，少阴常多血少气，太阴常多血少气。此天之常数也。

【注释】

①宦者：即太监。

②宗筋：指男子的生殖器。

③天宦：即先天性生殖器官发育不合的人。

【语译】

从音乐与人体对应的角度来看，凡右徵、少徵之属的人，应调治右侧手太阳上部；属左商及左徵一类的人，应调治左侧手阳明经的上部；少徵与大官一类的人，应调治左侧手阳明经上部：右角和大角之类的人，应调治右侧足少阳经下部；右角和大象之类的人，应调治右足少阳经下部；大徵和少徵之类的人，应调治左手太阳经上部；众羽、少羽之类的人，应调治右足侧太阳经下部；少商、右商之类的人，应调治右侧手太阳经下部。桎羽和众羽之类的人，应调治右侧足太阳经下部。少宫、大宫之类的人，调治右侧足阳明经下部；判角与少角之属，调治右侧足阳明经下部；商与上角之属，则应调治左侧足太阳经下部。

上徵、右徵之类的人，对应于五谷中的麦、五畜中的羊、五果中的杏、经脉中的手少阴、五脏中的心，五色中的赤，五味中的苦、五时中的夏。（据五行学说，五音中的上徵，右徵皆属"火"，麦、羊、杏、心等也皆属"火"，故为同类相应。又：古人分四季为春、夏、长夏、秋、冬；故为五时。——译注）。上羽和大羽之类的人，相应于五谷中的大豆，五畜中的猪，五果中的栗、经脉中的足少阴、五脏中的肾，五色中的黑，五味中的咸，己时中的冬。上宫与大宫之类的人，相应于五谷中的稷、五畜中的牛、五果中的枣、经脉中的足太阴、五藏中的脾、五色已对中的黄，五味中的甘，己时中的长夏。上商与右商之类的人，相应于五谷中的黍，五畜中的鸡，五果中的桃，经脉中的手太阴，五脏中的肺、五色中的白，五味中的辛，五时中的秋。上角和大角之类的人，相应于五谷中的黍，五畜中的狗，五果中的李，经脉中的足厥阴，五脏中的肝，五色中的青，五味中的酸，己时中的秦。

大宫与上角之类的人，求同而调治于右侧足阳明经上部。左角与大角之类的人，求同而调治于左侧足阳明经上

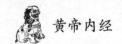

部。少羽与大羽之类的人，求同而调治于右侧足太阳经的下部。左商与右商之类的人，求同而调治于左侧手阳明经的上部。加宫与大宫之类的入，求同而调治于左侧足少阳经上部。质判和大宫类型的人，求同而调治于左侧足少阳经下部。判角与大角之类的人，求同而调治于左侧足少阳经下部。大羽和大角之类的人，求同而调治于右侧足太阳经上部。大角和大宫之类的人，求同而调治于右侧足少阳经上部。（右徵、少徵、质徵、上徵、判徵；右角、角、上角、大角、判角；右商、少商、商、上商、左商；少宫、上宫、大宫、加宫、左宫；众羽、桎羽、上羽、大羽、少羽，徵、角、商、宫、羽五音，分别对应于五行中的火、木、金、土、水。——译注）。

黄帝说：妇人无胡须，是没有血气的缘故吗？岐伯说：冲、任二脉，皆发端于胞中，向上循行于脊背，形成经络之海。其中浮现在体表的，沿腹部右侧上行，交会于咽喉，逸出一条分支，环络口唇周围。血气俱旺，则能充肤，温肉。血分特别旺盛丰澹，则将渗透皮肤，滋生毫毛。妇人存在着气有余而血不足的生理特征，是因其屡排经血的缘故！使得冲、任脉之血，不足营养口唇，所以胡须不得生成。

黄帝说：士人中有损伤了生殖器，阴气竭尽而不能勃起、丧失性功能的，可他胡须并不曾失，这是什么缘故呢？宦官又为什么就丧失掉了呢？希望了解其原因。宦官阉割外生殖器，使得冲脉受伤，血既泻泄，不能恢复，皮肤便不得充盈，口唇也不得营卫，所以不生胡须。

黄帝说：有的人天生性器不全，并不曾受伤，也不曾失血，却也不生胡须，这又是什么原因呢？岐伯说：这是天赋的不足，这种人冲、任二脉不充盛，外生殖器不健全，虽有气但无血，口唇不得营卫，所以胡须不生。

黄帝说：妙极了！圣人之能洞察万事万物，就像日月之有光彩，听到鼓鸣，就能想知其形状，除了先生你，谁能明了万事万物的博大精深！所以圣人通过观察人的颜色，就能推知体内的情况，色黄赤的，体内金盛多气；色青白的，体内少热气；色黑的，多血少气；眉毛舒美的，太阳经脉多血；须髯与耳髯相连的，少阳经脉多血；胡须美好的，阳明经脉多血。这些与不同时气的物候特征同理相通。

一般人的常数：太阳经通常是多血少气；少阳经脉通常是多气少血；阳明经通常是多血多气；厥阴经通常是多气少血，少阴经脉通常是多血少气；太阴脉通常是多血少气。这又正是天道运行的常数啊！

百病始生第六十六

【题解】

百病，泛指一切疾病。始生，指引起人体发生疾病的

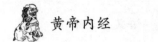

初始原因。因本篇主要论述了疾病的病因分类、外感病发生的机理及传变层次，所以篇名为"百病始生"。

【原文】

黄帝问于岐伯曰：夫百病之始生也，皆生于风雨寒暑，清①湿喜怒。喜怒不节则伤脏，风雨则伤上，清湿则伤下。三部之气，所伤异类，愿闻其会。岐伯曰：三部之气各不同，或起于阴，或起于阳，请言其方。喜怒不节，则伤脏，脏伤则病起于阴也；清湿袭虚，则病起于下；风雨袭虚，则病起于上，是谓三部。至于其淫泆，不可胜数。

【注释】

①清：即凉的意思。《庄子》人间世释文："清，凉也。"

②会：即会通的意思。《太素》卷二十七邪传注："所伤之类不同，望请会通之也。"

【语译】

黄帝向岐伯问道：各种疾病的发生，都因于风、雨、

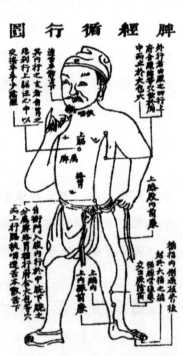

清代陈惠畴《经脉图考》经脉图中的脾经循行图

寒、暑、凉、湿等外邪的侵袭，及喜、怒等情志内伤。若喜、怒不加节制，则使内脏受伤；风雨之邪，伤人体的上部；清、湿之邪，伤人体的下部。上中下三部所伤之邪气不同，我愿意知道其中的道理。岐伯说："喜怒，风雨、清湿，这三种气的性质不同，或病先发生于阴分，或病先发生于阳分，请允许我讲一下其中的道理。凡喜怒过度的，则内伤五脏，五脏为阴，所以说脏伤则病起于阴。清湿之邪善于乘虚侵袭人体下部虚弱之处，所以说病起于下。风雨之邪善于乘虚侵袭人体上部，所以说病起于上。这就是邪气容易侵犯的三个部位。至于邪气在体内浸淫，发展变化泛滥传布，就更加复杂难以数计了。

【原文】

黄帝曰：余固不能数，故问先师，愿卒闻其道。岐伯曰：风雨寒热，不得虚，邪不能独伤人。卒然逢疾风暴雨而不病者，盖无虚，故邪不能独伤人。此必因虚邪之风，与其身形，两虚相得①，乃客其形，两实相逢②，众人肉坚。其中于虚邪也，因于天时，与其身形，参以虚实，大病乃成，气有定舍，因处为名③，上下中外，分为三员④。是故虚邪之中人也，始于皮肤，皮肤缓则腠理开，开则邪从毛发入，入则抵深，深则毛发立，毛发立则淅然，故皮肤痛。留而不去，则传舍于络脉，在络之时，痛于肌肉，其病时痛时息，大经乃代⑤。留而不去，传舍于经，在经

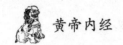

之时，洒淅喜惊。留而不去，传舍于输，在输之时，六经不通，四肢则肢节痛，腰脊乃强。留而不去，传舍于伏冲之脉⑥，在伏冲之时，体重身痛。留而不去，传舍于肠胃，在肠胃之时，贲响腹胀，多寒则肠鸣飧泄，食不化，多热则溏出糜⑦。留而不去，传舍于肠胃之外、募原之间，留著于脉，稽留而不去，息而成积⑧。或著孙脉，或著络脉，或著经脉，或著输脉⑨，或著于伏冲之脉，或著于膂筋⑩，或著于肠胃之募原，上连于缓筋⑪，邪气淫泆，不可胜论。

【注释】

①两虚相得：即指天之虚邪（外界致病因素）与人体内在的虚弱结合起来，相互影响而发生疾病。马莳："然此诸外感者，不得天之虚邪，则不能伤人，又不得人之本虚，亦不能伤人，此以天之虚，人身形之虚，两虚相得，所以诸邪得以客其形耳。"

②两实相逢：即指天之四时正气与人之壮健的身体相遇，这样就不会发生疾病。《太素》卷二十七邪传注："风雨寒暑四时正气，为实风也。众人肉坚，为实形也。两实相逢，无邪客病也。"

③气有定舍，因处为名：气，指邪气而言；舍，寄留潜藏之处所。气有定舍，指邪气侵入人体后，寄留潜藏在一定的处所。根据其潜伏部位、处所的不同而定其名称。内藤希哲："邪之中人，在表，则名太阳病、阳明病、少

阳病：在里，则名太阴病，少阴病，厥阴病，此因处为名也。"

④上下中外，分为三员：三员即三部的意思。人体自纵而分，则以上、中、下为三部，自横而言之，则以表、里、半表半里为三部，故谓上下中外，分为三员。

⑤大经乃代：大经指经脉，对络而言。代是替代，大经乃代，指邪气深入，在络脉的邪气，现在已传入经脉，由经脉代其承受邪气了。

⑥伏冲之脉：指冲脉之循行靠近脊柱里面者。《类经》十三卷第二注："伏冲之脉，即冲脉之在脊者，以其最深，故曰伏冲。"

⑦溏出麋：泛指泄或痢而言。《太素》卷二十七邪传注："麋，黄如麋也。"丹波元简："麋、糜古通用，乃糜烂也。溏出麋，盖谓肠垢赤白滞下之属。"

⑧息而成积：息，生长的意思。言虚邪滞留于脉，逐渐长大而成积病。孙鼎宜："《孟子》告子上赵注：'息，长也。'言虚邪留著于脉，生长则为积，此积之由也。"

⑨输脉：指足太阳经脉而言。《太素》卷二十七邪传注："输脉者，足太阳脉，以管五脏六腑之输，故曰输脉。"

⑩膂筋：谓附于脊膂之筋。《太素》卷二十七邪传注："膂筋，谓肠后脊膂之筋也。"

⑪缓筋：泛指足阳明筋。《太素》卷二十七邪传注：

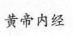

"缓筋,谓足阳明筋,以阳明之气主缓。"一指宗筋而言。丹渡元简:"缓筋即宗筋也。王氏痿论注云:横骨上下齐两旁竖筋,正宗筋也。此可以证下文云:其著于缓筋也,似阳明之积。乃与痿论冲脉者,经脉之海也,主渗灌溪谷,与阳明合于经筋相符。"

【语译】

黄帝说:我对千变万化的病变不能尽数说出来,所以才请教你,我愿意彻底明白其中的道理。岐伯说:风雨寒热之邪,如果不是遇到身体虚弱,是不会独自伤害人体而致病的。突然遭遇到疾风暴雨而不生病的,就是因为他的身体健壮而不虚弱,故邪气不能单独伤人致病。凡疾病的发生,必然是身体虚弱,又感受了贼风邪气的侵袭,两虚相互结合,才发生疾病。如果身体壮健,肌肉坚实,四时之气正常,就不易发生疾病。所以说凡是疾病的发生,决定于四时之气是否正常,以及身体是否虚弱。若正虚邪实,就会发生疾病。邪气一般都根据其性质不同侵袭人体的一定部位,或潜伏寄留在一定的部位上,随其部位、处所的不同,而命以不同的名称。纵的分为上、中、下三部,横的分为表、里、半表半里三部。所以虚邪贼风之侵害人体,首先侵犯皮肤,若皮肤无力,不能收紧,则腠理开泄,腠理开则邪从毛孔而入,继而逐渐向深处侵犯,这时会出现寒栗,故毛发竖起,皮肤亦可出现疼痛。若邪气滞留不散，则渐渐传入到络脉，邪在络脉的时候，肌肉可出现疼痛。若疼痛时作时止，是邪气将由络脉传到经脉。邪气滞留在经脉之时，就会出现洒淅恶寒和常常惊恐的现象。邪气滞留不散，可传入并伏藏在输脉，当邪气留滞在输脉的时候，因六经之俞穴均在足太阳经，故六经之气因被邪气阻滞而不能通达四肢，因而四肢关节疼痛，腰脊也强硬不适。若邪气滞留不能祛除，则传入在脊里的冲脉，邪气侵犯到伏冲之脉时，则出现体重身痛的症状。若邪气滞留不能祛除，则进一步传入并伏藏在肠胃，在肠胃的时候，则出现肠鸣腹胀的症状。寒邪盛则肠鸣而泄下不消化食物，食不消化，热邪盛则可发生泄痢等病。若邪气滞留而不能祛除，则传到肠胃外面的膜原之间，留著于血脉之中，滞留不去，邪气就与气血相互凝结，生长结聚为积块。总之，邪气侵犯到人体后，或留着于小的孙脉，或留着于络脉，或留着于经脉，或留着于输脉，或留着于伏冲之脉。或留着于脊筋，或留着于肠胃的膜原，或留着于缓筋，邪气浸淫泛滥，是说不尽的。

【原文】

黄帝曰：愿尽闻其所由然。岐伯曰：其著孙络之脉而成积者，其积往来上下，臂手孙络之居也，浮而缓，不能句积而止之，故往来移行肠胃之间，水凑渗注灌，濯濯①有音，有寒则䐜膜满雷引，故时切痛。其著于阳明之经，

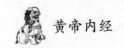

则挟脐而居，饱食则益大，饥则益小。其著于缓筋也，似阳明之积，饱食则痛，饥则安。其著于肠胃之募原也，痛而外连于缓筋，饱食则安，饥则痛。其著于伏冲之脉者，揣揣应手而动，发手②则热气下于两股，如汤沃③之状。其著于膂筋，在肠后者，饥则积见，饱则积不见，按之不得。其著于输之脉者，闭塞不通，津液不下，孔窍干壅，此邪气之从外入内，从上下也。

【注释】

①濯濯（zhuó zhuó 浊浊）：水声。

②发手：即举手、抬手的意思。《广雅》释诂一："发，举也。"

③沃：即灌的意思。

【语译】

黄帝说：我希望你将其始末原由讲给我听。岐伯说：邪气留著在孙络而成积的，能够上下往来活动，这是积聚著于孙络之处，孙络之积的特点。因孙络浮浅而松弛，不能拘束其积使之固定不移，所以可以在肠胃间往来活动。若有水出现，则发生濯濯的水声；有寒则腹部胀满雷鸣，并出现象刀割一样的疼痛症状。如果邪气留著阳明经脉而成积的，其积则位于脐的两旁，饱食时则积块显大，饥时则显小。如果邪气留著在缓筋而成积的，其形状表现和阳明经脉之积相似，饱食则出现疼痛，饥时则不痛。其邪气留著在肠胃之膜原而成积的，疼痛时向外牵连到缓筋亦随之作痛，饱食时则不痛，饥饿时则疼痛。其邪气留著在伏冲之脉而成积的，其积应手跳动，举手时则觉有一股热气下行于两股部之间，就好象用热汤浇灌一样的难以忍受。其邪气留著在脊筋而成积的，饥饿时肠胃空虚，积形可以见到，饱食后肠胃充满就见不到，也摸不到。其邪气留著在输脉而成积的，会使脉道闭塞不通，津液不能上下流通，致使毛窍干涩壅塞不通，这些都是邪气从外部侵犯到内部，从上部而传变到下部的临床表现。

【原文】

黄帝曰：积之始生，至其已成奈何？岐伯曰：积之始生，得寒乃生，厥乃成积也。黄帝曰：其成积奈何？岐伯曰：厥气生足悗①，悗生胫寒，胫寒则血脉凝涩，血脉凝涩则寒气上入于肠胃，入于肠胃则䐜胀，䐜胀则肠外之汁沫迫聚不得散，日以成积。卒然多食饮，则脉满，起居不节，用力过度，则络脉伤，阳络伤则血外溢，血外溢则衄血，阴络伤则血内溢，血内溢则后血，肠胃之络伤，则血溢于肠外，肠外有寒，汁沫与血相抟，则并合凝聚不得散而积成矣。卒然外中于寒，若内伤于忧怒，则气上逆，气上逆则六输不通，温气不行，凝血蕴裹而不散，津液涩渗，著而不去，而积皆成矣。

【注释】

①厥气生足悗：厥气，指厥逆之气，即从下逆上之

气。足悗，是足部痛滞，行动不便的意思。厥气生足悗，
是说寒气从下部侵犯后，逆行向上，致使足部痛滞，行动
不利《类经》十三卷第二注："寒逆于下，故生足悗，谓
肢节痛滞，不便利也。"

②六输不通：指六经之输脉不通。

【语译】

黄帝说：积病的开始发生，一直到它的长成，情况怎
样呢？岐伯说：积病的开始发生，是受到寒邪的侵犯而产
生的，寒邪由下厥逆而上行，遂产生积病。黄帝说：寒邪
造成积病的病理过程是怎样的呢？岐伯说：寒邪造成的厥
逆之气，首先使足部痛滞不
利，继而由足部的痛滞而发
展到胫部亦寒凉，足胫发生
寒凉后，就使得血脉凝涩，
血脉凝涩不通则寒气进而向
上侵犯到肠胃，肠胃受寒则
发生胀满，肠胃胀满就迫使
肠胃之外的汁沫聚留不能消
散，这样积以时日，就逐渐
发展形成积病。又因突然的
暴饮暴食，使肠胃过于充满，
或因生活起居不能节慎，或

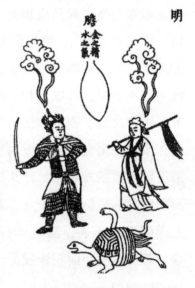

唐代胡愔《黄帝内经五
脏六腑图》之胆图

因用力过度，均可使细小的络脉损伤。如果阳络受到损伤，则血在伤处外溢，而出现衄血。若阴络受到损伤则血在伤处内溢，而出现便血。若肠外之络脉受到损伤，则血流散于肠外，适逢肠外有寒邪，则肠外的汁沫与外溢之血相抟聚，两者合在一起，凝集不能消散而发展成为积病。如果在外突然感受了寒邪，在内又被情志如忧思、郁怒所伤，则气机上逆，致使六经的气血运行不畅，阳气温煦的作用受到影响，血液得不到阳气的温煦而形成凝血，凝血蕴裹不得消散，津液亦干涩不能渗灌，留著而不得消散，于是积聚病就形成了。

【原文】

黄帝曰：其生于阴者奈何？岐伯曰：忧思伤心；重寒伤肺；忿怒伤肝；醉以入房，汗出当风伤脾；用力过度，若入房汗出浴，则伤肾。此内外三部之所生病者也。黄帝曰：善。治之奈何？岐伯答曰：察其所痛，以知其应，有余不足，当补则补，当泻则泻，毋逆天时，是谓至治。

【语译】

黄帝说：病发生在阴脏的又是什么原因造成的呢？岐伯说：忧愁思虑过度则心脏受伤；体表受寒再加寒冷饮食的刺激，这双重的寒邪会使肺脏受伤；忿恨恼怒过度则肝脏受伤；酒醉后行房，汗出而又受风，则脾脏受伤；用力过度或行房后汗出浴于水中，则肾脏受伤。以上就是内外

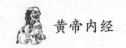

三部发生疾病的一般情况。黄帝说：你说的很好。怎样治疗呢？岐伯答道：审察其疼痛的部位，可以知道病变所在，根据其虚实具体表现，当补的就补，当泻的就泻。但同时也不要违背四时气候和脏腑的关系，这就是正确的治疗原则。

行针第六十七

【题解】

行针，一是指针刺治疗的全过程，二是指针刺后运针。因为本篇主要论述了由于人的体质不同，针刺后的反应也不同，以及针刺操作正确与否同疗效的关系等针刺有关问题，故篇名为"行针"。

【原文】

黄帝问于岐伯曰：余闻九针于夫子，而行之于百姓，百姓之血气各不同形，或神动而气先针行；或气与针相逢；或针已出气独行；或数刺乃知；或发针而气逆，或数刺病益剧，凡此六者，各不同形，愿闻其方。

岐伯曰：重阳之人，其神易动，其气易往也。黄帝曰：何谓重阳之人？岐伯曰：重阳之人，熇熇高高①，言语善疾，举足善高，心肺之藏气有余，阳气滑盛而扬，故神动而气先行。黄帝曰：重阳之人而神不先行者，何也？

岐伯曰，此人颇有阴者也。黄帝曰：何以知其颇有阴也？岐伯曰：多阳者多喜，多阴者多怒，数怒者易解，故曰颇有阴，其阴阳之离合难，故其神不能先行也。

黄帝曰：其气与针相逢奈何？岐伯曰：阴阳和调，而血气淖泽滑利，故针入而气出，疾而相逢也。黄帝曰：针已出而气独行者，何气使然？岐伯曰：其阴气多而阳气少，阴气沉而阳气浮者内藏，故针已出，气乃随其后，故独行也。黄帝曰：数刺乃知，何气使然？岐伯曰：此人之多阴而少阳，其气沉而气往难，故数刺乃知也。黄帝曰：针入而气逆者，何气使然？岐伯曰：其气逆与其数刺病益甚者，非阴阳之气，浮沉之势也，此皆粗之所败，上之所失，其形气无过焉。

【注释】

①熇熇（hè）高高：熇熇：火热炽盛之意。高高：应为蒿蒿。熇熇蒿蒿，形容阳气炽盛的样子。

【语译】

黄帝问岐伯说：我从先生这里听了九针的道理，用九针的技术给百姓治病，发现百姓的气血有盛有衰互不相同，有的人情绪易激动，尚未进针局部已有得气的感觉；有的人一进针即有得气的感觉；有的人出针后才得气；有的人针刺几次后才有感应；有的人针刺后出现气机逆乱；有的人经过多次针刺后病情加重，以上六种情况，人体的

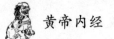

反应各不相同，希望听听其中的道理。

岐伯说：重阳之人，情绪易激动，经气容易到达针刺的部位。黄帝问：什么叫重阳之人？岐伯说：重阳之人，其气就像火热一样炽盛，讲话流利，趾高气扬，心肺二脏阳气充盛，阳气滑利旺盛容易宣发，所以情绪易激动，尚未进针局部已有感应。黄帝说：重阳之人，有的尚未进针但局部已有感应，是什么原因呢？岐伯说：这类人阴气也较多。黄帝问：怎么知道这类人阴气也较多呢？岐伯说：阳气多的人精神愉快，阴气重的人容易发怒，如果病人好发脾气，但又很容易缓解，就是所说的阳气盛，阴气也较多的人。阴阳俱盛，阴阳离合困难，情绪不易激动，所以神气不能先行。

黄帝说：有的人一进针即有得气的感觉这是什么原因呢？岐伯说，这种人阴阳协调，气血运行润泽流利，所以针刺后很快出现得气的感觉。黄帝说：有的人出针后才得气，这是什么原因呢？岐伯说：这种人阴气充盛而阳气较弱，因阴主沉、阳主浮，阴胜则阳气内藏，所以感应较迟，出针之后，经气才能随后单独而至。黄帝说，有的人针刺几次后才有感应，这是什么原因？岐伯说：这种人阴气充盛而阳气虚弱，阴气沉敛，阳气运行困难，所以需要针刺几次后才有感觉。黄帝说：有的人针刺后出现气机逆乱，这是什么原因呢？岐伯说：针刺后气机逆乱和针刺几次后病情加重的情况，不是由于人体内阴阳二气的盛衰，以及经气的浮沉所造成的，而是由于医生的草率，或者医生治疗的错误，与病人的体形、气机无关。

上膈第六十八

【题解】

上，是逆而上行；膈，为饮食不下。主要论述了膈食证的病因、病理、征候表现和治疗方法，因文章以"气为上膈"名篇，所以名为"上膈"。

【原文】

黄帝曰：气为上膈①者，食饮入而还出，余已知之矣；虫为下膈②，下膈者，食晬时③乃出，余未得其意，愿卒闻之。

岐伯曰：喜怒不适，食饮不节，寒温不时，则寒汁流于肠中，流于肠中则虫寒，虫寒则积聚，守于下管④，则肠胃充郭，卫气不营⑤，邪气居之。人食则虫上食，虫上食则下管虚，下管虚则邪气胜之，积聚以留，留则痈成，痈成则下管约。其痈在管内者，即而痛深；其痈在外者，则痈外而痛浮，痈上皮热。

【注释】

①上膈：食后即吐的噎膈症，俗称膈食。膈，指膈膜上下，壅塞不通。《太素》卷二十六虫痈注："鬲（膈），

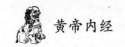

痛也。气之在于上管（脘），痛而不通，食入还即吐出"。

②下膈：食后经一定时间，仍复吐出的病症，属于反胃之类，但这里是指虫痛为主因的一种膈症。

③晬（zuì 醉）时：即一周时，即二十四小时。

④守于下管：指虫积盘据在下脘部。管同脘。

⑤卫气不营：卫气，指脾胃的阳气。《类经》卷二十二第四十八注："气，脾气也。脾气不能营运，故邪得聚而居之。"

【语译】

黄帝问：对于由于气机在上部郁结，导致食后就出现呕吐现象的上膈症，我已经对它很清楚了。关于因为虫在下部积聚而形成的下膈症，呕吐现象在食后一天左右才出现，我还不太了解其中的原因，希望你详细地讲给我听。岐伯回答说：由于无法对情绪进行自如的调控，暴饮暴食，对气候的寒温变化很不适应，导致脾胃消化功能失常是，肠道中注入不敷出寒汁。寒冷促使肠道中的寄生虫汇集在一起，虫在下脘聚积，扩张了肠胃，致使卫气的运输无法正常进行，邪气也在此停留下来。进餐时，寄生虫捕捉到气味，便上行寻找食物，下脘就处于宽虚的状态，于是被邪气乘虚而入滞留下来，时间久了，就形成了痈肿。肠管因为内部痈肿而变得狭窄，并无法顺畅地传化，因此食后一天后，仍会吐出。假如痈肿是在下脘内发生的，则

1366

疼痛的部位很深；假如是在下脘外发生的，则疼痛的部位较浅，同时发生痈的部位的皮肤会发热。

【原文】

黄帝曰：刺之奈何？歧伯曰：微按其痈，视气所行①，先浅刺其傍，稍内②益深，还而刺之，毋过三行，察其浮沉③，以为浅深，已刺必熨，令热入中，日使热内④，邪气益衰，大痈乃溃。伍以参禁，以除其内⑤；恬憺⑥无为，乃能行气。后以咸苦，化谷乃下⑦矣。

【注释】

①视气所行：指通过按诊，以观察病气发展的动向。《太素》卷二十六虫痈注："以手轻按痈上以候其气，取知痈气所行有三：一欲知其痈气之盛衰；二欲知其痈之浅深；三欲知其刺处之要，故按以视也。"

②内：同纳。《说文》入部："内，入也。"

③浮沉：指浅深。《太素》卷二十六虫痈注："沉浮，浅深也。察痈之浅深，以行针也。"

④热内：即"热入"。内，义见注②。

⑤伍以参禁以除其内：伍，配伍。参，参合。互相配合参考，通称"参伍"。《太素》卷二十六虫痈注："参伍，揣量也。""伍以参禁，以除其内"，是指治疗应与护理互相配合，使饮食起居调养得宜，勿犯禁忌，以免致病因素再伤内脏。《类经》卷二十二第四十八注："三相参

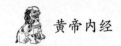

为参，五相伍为伍。凡食息起居，必参伍宜否，守其禁以除内之再伤。"

⑥恬憺（tián dàn 甜淡）：心情安静。

⑦后以咸苦，化谷乃下：《类经》卷二十二第四十八注："咸从水化，可以润下软坚；苦从火化，可以温胃，故皆能下谷也。"

【语译】

黄帝问：气在上管，壅塞不通，饮食下肚又吐出来，这我已经知道了；虫在下管，壅塞不通，食物需经一昼夜才吐出，我还不懂是怎么回事，希望听个究竟。

岐伯说：喜怒不适度，饮食不节制，冷热不及时调节，寒汗下流到肠里。虫就寒冷。虫寒冷就聚积一团，守住下管，因而肠胃扩张，脾胃的阳气不能运行，邪气留驻。人进食，虫就上行吸食，虫上行吸食，下管就空虚。下管空虚，邪气就占优势，聚积并停留在下管，邪气停留在下管，痈就形成了。痈形成，下管就很狭窄，疽在管内的，痛在深处；疽在管外的，痛在浅表。当痈的部位，皮肤是热的。

黄帝问：怎么刺治？岐伯说：用手轻轻按在疽上，以观测疽气的运行情况。先用浅针法刺疽的旁边，然后逐渐向深处针刺，回刺后再次，用针不超过三次。注意观察痈气的深浅，决定采用深针疗法或者浅针疗法。刺后必须熨烫，务使热气进入疽里，天天都要使疽里保持一定的热量。这样，寒邪便会逐渐微弱，大痈便会逐渐消散。应配合禁忌，调养得宜，以免内脏再次受伤。忘情遗怀，恬淡无为，营卫之气才能正常运行。配合吃些温性的咸味和苦味食物，便能使谷物消化而正常排泄。

忧恚无言第六十九

【题解】

忧恚，就是忧恨愤怒。无言，是指失音证。因为本篇主要论述了由情志内伤所导致的一时性失音证及其治疗，所以篇名为"忧恚无言"。

【原文】

黄帝问于少师曰：人之卒然忧恚①而无言音者，何道之塞，何气出行②，使音不彰？愿闻其方。少师答曰：咽喉者，水谷之道也。喉咙者，气之所以上下者也。会厌者，音声之户也。口唇者，音声之扇也，舌者，音声之机也。悬雍垂者，音声之关也。颃颡者，分气之所泄也。横骨者，神气所使，主发舌③者也。故人之鼻洞涕出不收者，颃颡不开，分气失泄。是故厌小而疾薄，则发气疾，其开阖利，其出气易；其厌大而厚，则开阖难，其气出迟，故重言也。人卒然无音者，寒气客于厌，则厌不能发，发不

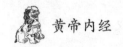

能下，至其开阖不致，故无音。

黄帝曰：刺之奈何？歧伯曰：足少阴之脉，上系于舌，络于横骨，终于会厌。两泻其血脉，浊气乃辟。会厌之脉，上络任脉，取之天突，其厌乃发也。

【注释】

①恚：怒恨之意。

②出行：《甲乙》卷十二第二作"不行"。

③横骨者，神气所使，主发舌：横骨，指舌骨。本句指附于舌根的舌骨，受意识支配控制舌的运动。

【语译】

黄帝问少师说：有的人因突然忧愁忿怒引起说话不能发音的，是哪一条经脉闭塞，哪一种气运行不畅，使声音不响亮呢？希望听听其中的道理。少师回答说：咽喉是水谷运行的通路。喉咙是呼吸之气出入的通道。会厌是声音的门户。口唇是言语声音的门扇。舌头是帮助发音的器官；悬雍垂是声音发出的必经之路。颃颡是口鼻相互通气的窍孔、清阳之气与外相通的处所，舌骨受意识的支配控制舌的运行。所以人的鼻腔流涕不止是颃颡不利，清阳之气不能温煦所致。凡会厌小且薄的人，呼气较快，会厌开合流利，所以发声容易；如会厌大且厚的人，会厌开合困难，所以发声较困难，说话容易言语塞涩。突然失音的人常由于寒邪侵犯会厌，声音不能从会厌发生，即使发出声音也不能向外传出，如果会厌开阖失常，就没有声音了。

黄帝说：怎样针刺治疗呢？岐伯说：足少阴肾经的经脉，自足上行系于舌根部的舌骨，终止于会厌。必须用泻法多次针刺足少阴上连会厌的血脉，浊气才能排尽。足少阴肾经在会厌的络脉和任脉相络属，因而再取任脉的天突穴针刺，就会使会厌恢复发音的功能了。

寒热第七十

【题解】

寒热，指寒热毒气及由此形成的发冷发热的表现。本篇主要论述瘰疬的病因、病机和预后等。因瘰疬的形成主要是由于寒热毒气留于经脉之间造成的，所以篇名为"寒热"。

【原文】

黄帝问于岐伯曰：寒热瘰疬①在于颈腋者，皆何气使生？岐伯曰：此皆鼠瘘②寒热之毒气③也，留于脉而不去者也。

【注释】

①瘰疬：是一种顽固性的外科疾患，多生于颈部或腋下，状如硬核，推之不动，小者为"瘰"，大者为"疬"，可由少增多，由小渐大，溃后即成鼠瘘，症多伴发寒热。

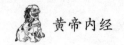

目前多认为属于淋巴结核一类的疾病。

②鼠瘘：《说文》："瘘，颈肿也。"瘰疬破溃后，流脓稀薄，久不收口，即成鼠瘘。《类经》十八卷第九十注："瘰疬者，其状累然，而历贯上下也，故于颈腋之间皆能有之，因其形如鼠穴，塞其一，复穿其一，故又名为鼠瘘。"又莫文泉《研经言》卷三："鼠性善窜……瘘之称鼠，亦取窜通经络为义。……此病初起曰瘰疬……已成曰鼠瘘。经称'寒热瘰疬'及'寒热鼠瘘'，别之以此。"

③毒气：指邪恶之气。古人对足以致病的不正之气，常称为毒气，如风毒、寒毒、热毒之类。

【语译】

黄帝向岐伯问道：时发寒热的瘰疬病，多生在颈部和腋下，这是什么原因造成的？岐伯说：这都是鼠瘘病寒热的毒气，稽留在经脉中不能消除的结果。

【原文】

黄帝曰：去之奈何？岐伯曰：鼠瘘之本，皆在于脏，其末上出于颈腋之间，其浮于脉中，而未内著于肌肉，而外为脓血者，易去也。

【语译】

黄帝说：能否消除呢？岐伯说：鼠瘘的病根，都在内脏，它所标志的症状，却上出于颈腋之间，如果毒气仅是浅浮在脉中，还没有内伤肌肉腐化为脓血的，较容易治愈。

【原文】

黄帝曰：去之奈何？岐伯曰：请从其本引其末①，可使衰去而绝其寒热。审按其道以予之，徐往徐来②以去之，其小如麦者，一刺知③，三刺而已④。

【注释】

①从其本引其末：本，指发病根源，即内脏。末，指标志于外的症状。即瘰疬患处。《太素》卷二十六寒热瘰疬注："本，谓脏也，末，谓瘘处也。"从本引末，就是从病源着手治疗，以引导患部的邪毒，使之消散。

②徐往徐来：徐，缓慢。指刺治补泻手法，用针出入宜缓。《类经》十八卷第九十注："徐往徐来，即补泻之法。"

③知：指见效，少愈。

④已：指痊愈。《广雅》释诂："已，愈也。"

【语译】

黄帝说：怎样治疗呢？岐伯说：应从致病的根源着手，去治疗瘰疬，可以使毒气衰退，停止寒热的发作，要察明主病的脏腑经脉，以便循经取穴，给予刺治，用针缓入缓出，使补泻得当，以达到扶正祛邪的目的，若瘰疬初起，形小如麦粒的，针一次就能见效，针三次就可以痊愈。

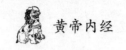

【原文】

黄帝曰：决其生死奈何？岐伯曰：反其目视之，其中有赤脉，上下贯瞳子，见一脉，一岁死；见一脉半，一岁半死；见二脉，二岁死；见二脉半，二岁半死；见三脉，三岁而死，见赤脉不下贯瞳子，可治也。

【语译】

黄帝说：诊断这种病，怎样予断患者的生死呢？岐伯说：诊断的方法，可以翻开眼皮进行观察，如果眼中有赤脉，从上下贯瞳子的，是病情恶化的征兆，出现一条赤脉的，死期当在一年；出现一条半赤脉的，死期当在一年半；出现二条赤脉的，死期当在二年；出现二条半赤脉的，死期当在二年半；出现三条赤脉的，死期当在三年。如果出现赤脉并没有下贯瞳子，还可以医治。

邪客第七十一

【题解】

本篇首先以邪气侵犯人体能使人出现目不瞑之证，来说明卫气、营气、宗气的运行和功能，并提出治疗目不瞑之证的有效方剂，此外还说明了人之肢节如何与天地相应的道理以及针刺的技巧。

【原文】

黄帝问于伯高曰：夫邪气之客人也，或令人目不瞑不卧出者，何气使然？伯高曰：五谷入于胃也，其糟粕、津液、宗气分为三隧①，故宗气积于胸中②，出于喉咙，以贯心肺，而行呼吸焉。营气者，泌其津液，注之于脉，化以为血，以荣四末，内注五脏六腑，以应刻数③焉。卫气者，出其悍气之慓疾，而先行于四末、分肉、皮肤之间，而不休者也，昼日行于阳④，夜行于阴，常从足少阴之分间⑤，行于五脏六腑，今厥气客于五脏六腑则卫气独卫其外，行于阳，不得入于阴。行于阳则阳气盛，阳气盛则阳跷满，不得入于阴，阴虚，故目不瞑。

【注释】

①隧：地面以下的暗道。《类经》十八卷第八十三注："隧，道也。糟粕之道，出于下焦；津液之道，出于中焦；宗气之道出于上焦。故分为三隧。"

②胸中：此指膻中，为上气海。

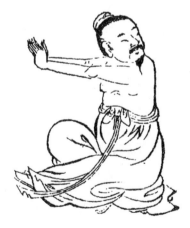

明代高濂《遵生八笺》

③刻数：古代一个昼夜，陈希夷导引坐功图中的春分分做一百刻，用以计算时间，二月坐功图

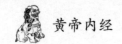

从明代以后才有二十四时的分法。一小时约四刻强。营气循行于周身，一昼夜为五十周次，恰与百刻之数相应。详见本书五十营篇。

④昼日行于阳：卫气昼行于阳分．以足太阳膀胱经开始。

⑤夜行于阴，常从足少阴之分间：卫气夜行于阴分，以足少阴肾经为起点。义详本书卫气行篇。

【语译】

黄帝问伯高：邪气侵犯人体，有时使人不能闭目安眠，是什么气的变化造成的？

伯高说：饮食物进到胃中，经过消化，其中的糟粕出于下焦；津液出于中焦；宗气出于上焦，共分三条隧道。上焦的宗气积聚在胸中，出于喉咙，贯通心肺，而行呼吸，中焦化生营气。分泌津液，渗注脉中，化为血液，外而营养四肢，内而灌注脏腑，循行于周身，与昼夜刻数按时相应，卫气，是水谷所化的悍气，流动迅猛滑利，首先行于四肢、分肉、皮肤之间，白天出表，从足太阳膀胱经开始，行于阳分，夜间入里，常以足少阴肾经为起点，行于阴分，就这样日夜不停地循行于周身。今就病理来说，若有厥逆之气留于脏腑，就会迫使卫气只能行于阳分，而不得入于阴分，由于卫气仅行于阳分，便使在表的阳气偏盛，阳气偏盛，使阳跷脉气充满，卫气不得入通于阴分外盛内衰而形成阴虚，所以不能合目，导致失眠。

【原文】

黄帝曰：善。治之奈何？伯高曰：补其不足，泻其有余①，调其虚实，以通其道②，而去其邪；饮以半夏汤一剂，阴阳已通，其卧立至。

【注释】

①补其不足，泻其有余：《类经》十八卷第八十三注："此针治之补泻也。补其不足，即阴跷所出足少阴之照海也；泻其有余，即阳跷所出足太阳之申脉也。若阴盛阳虚而多卧者，自当补阳泻阴矣。"

②以通其道：沟通阴阳经交会的道路。

【语译】

黄帝说：讲得很好。怎样治疗呢？伯高说：应当用针刺疗法，补其阴分的不足，泻其阳分的有余，以调理虚实，沟通阴阳经交会的道路，从而消除厥逆的邪气；再给服半夏汤一剂，使阴阳经气通调，便可立即安卧入睡。

【原文】

黄帝曰：善。此所谓决渎壅塞，经络大通，阴阳得和者也，愿闻其方。伯高曰：其汤方以流水千里以外者八升，扬之万遍①，取其清五升煮之，炊以苇薪②，火沸，置秫米③一升，治半夏④五合，徐炊，令竭为一升半，去其滓⑤，饮汁一小杯，日三，稍益，以知为度。故其病新

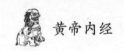

发者，复杯则卧@，汗出则已矣；久者，三饮而已也。

【注释】

①流水千里以外者八升，扬之万遍：后世称此为千里水或长流水，取其源远流长，性能荡涤邪秽，疏通下达。"扬之万遍"，煮常流水，用杓高扬千、万遍，使水珠翻滚，名甘澜水，古人认为取此煎药，可以调和阴阳。

②炊以苇薪：用芦苇作燃料，取其火烈。

③秫米：《类经》十八卷第八十三注："秫米，糯小米也，即黍米之类，而粒小如黍，可以作酒，北人呼为小黄米，其性味甘粘微凉，能养营补阴。"李时珍说："秫，治阳盛阴虚，夜不得眠，半夏汤中用之，取其益阴气而利大肠也，大肠利则阳不盛矣。"（见《本草纲目》卷二十三谷部）

④治半夏：即经过炮制的半夏。

⑤滓（zǐ子）：指药渣。

⑥复杯则卧：将空杯口朝下放置，称为复杯，用以形容刚刚服药后，立即安卧入睡，病愈甚速。

【语译】

黄帝说：讲得好，这种针药并用的治法，可以说好象决开水道，排除瘀塞一样，使经络畅通，阴阳得到调和。希望把半夏汤方告诉我。伯高说：半夏汤方，是用千里长流水八升，先煮此水，用杓扬之千、万遍，取其轻浮在上

1378

的清水五升，以苇薪作燃料，用急火煮沸后，放入秫米一升，制半夏五合，继续用苇火慢慢地煎熬，煎至药汤浓缩到一升半时，去掉药渣，每次饮服一小杯，一日服三次，逐次稍为加量，以见效为度。如果病是新发的，服药后很快能够安眠，出了汗病就好了；病程较久的，须服至三剂才能痊愈。

【原文】

黄帝问于伯高曰：愿闻人之肢节，以应天地奈何？伯高答曰：天圆地方，人头圆足方以应之，天有日月，人有两目；地有九州①，人有九窍②，天有风雨，人有喜怒；天有雷电，人有音声；天有四时，人有四肢；天有五音，人有五脏；天有六律③，人有六腑；天有冬夏，人有寒热；天有十日④人有手十指；辰有十二，人有足十指，茎垂⑤以应之，女子不足二节，以抱人形⑥；天有阴阳，人有夫妻；岁有三百六十五日，人有三百六十五节；地有高山，人有肩膝；地有深谷，人有腋腘；地有十二经水，人有十二经脉；地有泉脉，人有卫气；地有草蓂⑦，人有毫毛；天有昼夜，人有卧起；天有列星，人有牙齿；地有小山，人有小节；地有山石，人有高骨；地有林木，人有募筋；地有聚邑⑧，人有腘肉；岁有十二月，人有十二节⑨；地有四时不生草，人有无子。此人与天地相应者也。

【注释】

①九州：古代划分的区域总称，如冀、衮、青、徐、

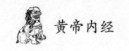

扬、荆、豫、梁、雍，为夏制九州。

②九窍：耳、目、口、鼻七窍、合前阴、后阴统称九窍。

③六律：古代六种属阳声的音律（黄钟、太簇、姑洗、蕤宾、夷则、无射），称为六律。

④十日：指十天干，即甲、乙、丙、丁、戊、己、庚、辛、壬、癸。

⑤茎垂：茎，男子阴茎；垂，睾丸。

⑥以抱人形：《类经》卷三第十六注："抱者，怀胎之义。"

⑦草蓂（mì 觅）：遍地丛生的野草。丹波元简《灵枢识》："草蓂，乃对下文'林木'，谓地上众草也。"

⑧聚邑：人群聚集的地方。

⑨十二节：左右腕、肘、肩、髀、膝、踝关节的总称。《类经》卷三第十六注："四肢各三节，是为十二节。"

【语译】

黄帝问伯高说：人的肢体怎样和天地自然的现象相应呢？希望告诉我。伯高回答说：天是圆的，地面是方的，人体头圆足方和天地上下相应；天有日月，人有两目；大地有九州，人身有九窍；天有风雨的气候变化；人有喜怒的情志活动；天有雷电，人有声音；天有四季，人有四

1380

肢；天有五音，人有五脏；天有六律，人有六腑；天有冬夏相对的变迁；人有寒热不同的表现；天有十干，人有手十指；地有十二辰，人有足十趾，加上阴茎、睾丸也是十二，女子除十趾之外，虽有不同，但能够怀孕；天有阴阳相交，人有夫妻配偶；一年有三百六十五天，人有三百六十五个关节；地有高山，人有肩、膝；地有深谷，人有腋窝和腿窝；地面上有十二条较大的河流，人体有十二条主要的经脉；地下有腺脉流通，人体有卫气运行；地上生丛草，人身有毫毛；天有昼夜，人有起卧；天有列星，人有牙齿；地上有小山，人体有小关节；地有山石，人有高骨；地面上有树木成林，人体内有筋膜密布；地上有人群会集的城镇，人体有肌肉隆起的所在；一年有十二个月，人的四肢共有十二关节；大地有四时不生草木的，人也有终身不生育女子的。这些，就是人体和自然界相应的现象。

【原文】

黄帝问于岐伯曰：余愿闻持针之数，内针之理，纵舍①之意，扦皮②开腠理，奈何？脉之屈折，出入之处，焉至而出，焉至而止，焉至而徐，焉至而疾，焉至而入③？六腑之输于身者，余愿尽闻其序，别离之处，离而入阴，别而入阳，此何道而从行？愿尽闻其方。

【注释】

①纵舍：指缓用针和舍针而不用，《类经》二十卷第

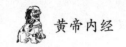

二十三注："纵，言从缓；舍，言弗用也。"

②扦（gǎn赶）皮：扦，《集韵》：与擀同，以手伸物也。"扦皮"就是用手力以伸展肌肤的纹理，并随经取穴浅刺其皮层，使腠理开泄，刺皮而不伤肉的一种针法。马莳："所谓扦皮开腠理者，因其分肉之在何经，而扦分其皮，以开其腠理而入刺之也。"

③焉至而出……焉至而入：出、止、徐、疾、入，是提问五脏经脉腧穴流注的所在。《太素》卷九脉行同异注："举其五义，问五藏脉行处。"

【语译】

黄帝问岐伯说：我希望听你谈谈关于用针的技术，进针的原理，缓用针或不同针的意义，以及扦皮肤、开腠理的刺法等等，究竟是怎样的？又五脏经脉的屈折、出入之处，它们流注的过程，是到那里而出，到那里而止，到那里而慢，到那里而快，到那里而入？又是怎样流注于六腑的腧穴以至全身的？所有这些经脉循序运行的情况，我也都希望得到了解。再如，经脉的支别离合之处，阳经是怎样从腧穴别出走入阴经；阴经又是怎样由腧穴别出走入阳经的？它们之间是通过哪条道理而沟通的？希望你说明这些道理。

【原文】

岐伯曰：帝之所问，针道毕矣。黄帝曰：愿卒闻之，岐伯曰：手太阴之脉，出于大指之端，内屈，循白肉际^①，至本节^②之后太渊。留以澹^③外屈，上于本节下。内屈，与诸阴络会于鱼际，数脉并注，其气滑利，伏行壅骨^④之下，外屈出于寸口而行，上至于肘内廉，入于大筋之下，内屈上行臑阴^⑤，入腋下，内屈走肺。此顺行逆数之屈折^⑥也。

【注释】

①白肉际：际，分界线，手足四肢内、外侧的皮肉有赤白之分。在上肢部，内侧（手掌侧）为阴面，皮色较白，叫作白肉际；外侧（手背侧）为阳面，皮色较深，叫作赤肉际。下肢部相同。《类经》二十卷第二十三注："凡人身经脉阴阳，以紫白肉际为界紫者在外属阳分；白者在内属阴分。大概皆然。"

②本节：即手足指（趾）和掌相连的关节，在手足背部外形隆起处。手足各十个本节。

③留以澹：《类经》二十卷第二十三注："澹，水摇貌，脉至太渊而动故曰留以澹也。"即脉气会聚于太渊穴处，而形成寸口动脉。

④壅骨：《太素》杨注："壅骨，谓手鱼骨也。"沈彤《释骨》："手大指本节后，起骨曰壅骨。"

⑤臑（nào 闹）阴：肩部以下，肘部以上的部分，即上膊。《太素》卷九脉行同异注："臑阴，谓手三阴脉行

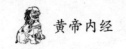

于臑中，故曰臑阴。"

⑥此顺行逆数之屈折：肺经之脉，从脏走手为顺行，从手走肺为逆行。逆数，指逆行的次序，《太素》卷九脉行同异注："其屈折从手向身，故曰逆数也。"

【语译】

岐伯说：你所提的问题，针法的要理尽在其中了。黄帝说：请你具体地讲讲。岐伯说：手太阴经脉，出于大指的尖端，向内屈折，沿着内侧的白肉际，至大指本节后的太渊穴，经气汇流于此，而形成寸口动脉；然后屈折向外，上行至本节之下，又向内屈行，和诸阴络会合在鱼际部，由于几条阴经之脉都输注于此，其脉气流动滑利，伏行于大指本节后隆起的"壅骨"之下，再由此屈折向外，浮出于寸口部，循经上行，达到肘内侧，进入大筋之下，又向内屈折上行，通过臑部的内侧入腋下，向内屈行走入肺中。这就是手太阴肺经由手向胸逆行屈折出入的次序。

【原文】

心主之脉，出于中指之端①，内屈，循中指内廉以上，留于掌中②，伏行两骨之间，外屈，出两筋之间，骨肉之际③，其气滑利，上行三寸，外屈出行两筋之间，上至肘内廉，入于小筋之下，留两骨之会④，上入于胸中，内络于心脉。

【注释】

①中指之端：指中冲，为井穴，五腧之一。《类经》二十卷第二十三注：中指之端，中冲井也。"

②掌中：指劳宫，为荥穴，五腧之一。《类经》二十卷第二十三注："内屈循中指以上掌中，劳宫荥也。"

③骨肉之际：指大陵，为腧穴。五腧之一。《类经》二十卷第二十三注："外屈出两筋之间，骨肉之际，大陵腧也。"

④留两骨之会：指曲泽，为合穴，五腧之一。《类经》二十卷第二十三注："留两骨之会者，曲泽合也。"

【语译】

心主手厥阴经脉，出于中指尖端，由此向内屈折，沿着中指内侧上行，流注到掌中，伏行在两骨之间，又向外屈行出于两筋的中间，骨肉的交界。它的脉气流动滑利，去腕上行三寸后，向外屈折出行于两筋的中间，上到肘内侧，进入小筋之下，流注于两骨的会合处，再沿臂上行入于胸中，内络于心脉。

【原文】

黄帝曰：手少阴之脉独无腧①，何也？岐伯曰：少阴，心脉也。心者，五脏六腑之大主也，精神之所舍也，其脏坚固，邪弗能容也，容之则伤心，心伤则神去，神去则死矣。故诸邪之在于心者，皆在于心之包络。包络者，心主之脉②也，故独无腧焉。

【注释】

①手少阴之脉，独无腧：
十二经脉本来各有特定的腧穴
（井、荥、腧、经、合），但
据前《本输篇》中记载：心
经所取的腧穴，实际是心包络
经之所属。因此，这里有"手
少阴之脉，独无腧"的提问。

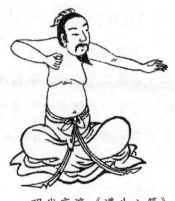

明代高濂《遵生八笺》
陈希夷导引坐功图中的清明
三月节坐功图

《类经》二十卷第二十三注："手少阴，心经也；手厥阴，
心包络经也。经虽分二，藏实一原。凡治病者，但治包络
之腧，即所以治心也。故少阴一经，所以独无腧焉。"

②心主之脉：包络为心的外卫，而受心所主宰，所以
称包络为心主之脉。

【语译】

黄帝说：手少阴经脉，为什么独没有腧穴呢？岐伯
说：手少阴，是心脉，心是五脏六腑的主宰，又是蕴藏精
神的中枢，它的器质坚固，是不容邪气侵入的。假使有邪
气侵入，就会损伤心脏，以至神气耗散，人即死亡。因
此，凡是各种病邪侵犯心脏的，都在心的包络上，因为包
络，是心主之脉，能够代心受邪，取其腧穴，可以刺治心
病，所以手少阴心经独没有腧穴。

【原文】

黄帝曰：少阴独无腧者，不病乎？岐伯曰：其外经病而脏不病①，故独取其经于掌后锐骨之端②。其余脉出入屈折，其行之徐疾，皆如手太阴心主之脉行也。故本腧者，皆因其气之虚实疾徐以取之，是谓因冲③而泻，因衰而补，如是者，邪气得去，真气坚固，是谓因天之序。

【注释】

①其外经病而脏不病：《类经》二十卷第二十三注："凡脏腑经络，有是脏则有是经。脏居于内，经行于外，心脏坚固居内，邪弗能容，而经则不能无病。"

②掌后锐骨之端：指手少阴心经的神门穴。

③冲：《太素》卷九脉行同异注："冲，盛也。"

【语译】

黄帝说：手少阴心经独没有腧穴，难道它不受病吗？岐伯说：脏腑各有经络，脏居于内，经行于外，心脏坚固不能受邪，而外行的经脉不能无病，因此，在心经有病时，治经自有它的本经之腧，可于掌后锐骨之端，独取神门穴。其余经脉的出入屈折，运行的缓急，都与手太阴、心主二脉循行的情况相似，所以病在心经，可取少阴本经的腧穴，而邪入心包的，又当取心主本经的腧穴，治疗时，都要根据他们经气的虚实缓急，分别进行调治。邪气盛的用泻法，正气虚的用补法。这样，使邪气得以消除，

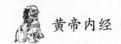

而真气得以坚固，这种治法，是符合自然规律的。

【原文】

黄帝曰：持针纵舍奈何？岐伯曰：必先明知十二经脉之本末①，皮肤之寒热②，脉之盛衰滑涩，其脉滑而盛者，病日进；虚而细者，久以持；大以涩者，为痛痹；阴阳如一③者，病难治，其本末④尚热者，病尚在；其热已衰者，其病亦去矣。持其尺，察其肉之坚脆、大小、滑涩、寒温、燥湿。因视目之五色，以知五脏，而决死生；视其血脉，察其色，以知其寒热痛痹⑤。

【注释】

①本末：此指经脉的起止及所过之处。又，《太素》卷二十二刺法注："起处为本，出处为末。"

②皮肤之寒热：指触诊所得之皮肤寒或热。《太素》卷二十二刺法注："皮肤热即血气通，寒即脉气壅也。"

③阴阳如一：《类经》二十卷第二十三注："表里俱伤，血气皆败者，是为阴阳如一，刺之必反甚，当舍而勿针也。"又，马莳："人迎气口若一，则脉为关格，病当难治。"兹从《类经》注。

④本末：这里指胸腹为本，四肢为末。

⑤察其色，以知其寒热痛痹：视察肤色。可以测知寒热痛痹，是古代尺肤诊法之一。如《素问》皮部论："其色多青则痛，多黑则痹，黄赤则热，多白则寒，五色皆

见，则寒热也。"

【语译】

黄帝问：持针纵舍是怎样的呢？岐伯说：首先必须明确十二经脉的起止，以及诊察皮肤的寒热，脉象盛衰、滑涩，然后才能决定针刺的方法是否当用，如脉滑而有力的，是病情日趋严重之象；脉细而无力的，是久病气虚；脉大而涩的，是痛痹。以上病例，都难取速效，刺治当从缓。若表里俱伤，气血皆败的，病难治，不宜针刺。凡胸腹和四肢还在发热的，是病邪未除，热退才能病愈，方可停止用针。通过诊尺肤可以观察患者肌肉的坚实或脆弱，脉象的大小、滑涩，皮肤的寒温、燥湿等。观察两目的五色，可以分辨五脏的病变，予断死生；观察血络反映于外部的色泽，可以诊知寒热痛痹等症。

【原文】

黄帝曰：持针纵舍，余未得其意也。岐伯曰：持针之道，欲端以正，安以静，先知虚实，而行疾徐，左手执骨，右手循之，无与肉果①，泻欲端以正，补必闭肤，辅针导气，邪得淫泆②，真气得居。

【注释】

①无与肉果：指针刺时不可用力过猛，以防止病人感应过激，使肌肤急剧收缩，以致针被肉裹，易于发生弯针、滞针等不良后果。

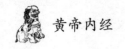

②淫泆：水满而放溢外溢之意。这里是指邪气溃散。

【语译】

黄帝说：持针纵舍的操作方法，我还不理解。岐伯说：用针的道理，要端正态度，安静心情，先察明病症的虚实，然后再施行缓急补泻的手法，用左手把握骨骼的位置，右手循穴进针，但不可用力过猛，防止针被肉裹，泻法必须垂直下针，补法出针时，必须闭其针孔，并用辅助行针的手法，以导引正气，使邪气溃散，真气得以内守。

【原文】

黄帝曰：扦皮开腠理奈何？岐伯曰：因其分肉，在别其肤①，微内②而徐端之，适神不散，邪气得去。

【注释】

①在别其肤：《太素》卷二十二刺法注："肤，皮也。以手按得分肉之穴，当穴皮上下针，故曰在别其肤也。"

②内：同纳，指进针刺入的意思。

【语译】

黄帝说：扦皮肤、开腠理的刺法，是怎样来操作呢？岐伯说：以手按得分肉的穴位，在当穴的皮上下针，但要轻微地用力，慢慢地垂直进针，这种刺皮而不伤肉的针法，可以恰使神气不致散乱而又能达到开泄腠理、排除病邪的效果。

【原文】

黄帝问于岐伯曰："人有八虚①，各何以候？岐伯答曰：以候五脏。黄帝曰：候之奈何？岐伯曰：肺心有邪，其气留于两肘②；肝有邪，其气流于两腋③；脾有邪，其气留于两髀④；肾有邪，其气留于两腘⑤。凡此八虚者，皆机关之室⑥，真气之所过，血络之所游，邪气恶血，固不得住留，住留则伤筋络骨节，机关不得屈伸，故拘挛也。

【注释】

①八虚：两肘、两腋、两髀、两腘虚弱，叫作八虚。《太素》卷二十二刺法注："八虚者，两肘、两腋、两髀、两腘，此之虚，故曰八虚。"

②肺心有邪，其气留于两肘：肺与心的经脉都属于手经，肺经之穴尺泽，心经之穴少海都在肘间，故邪气乘虚而聚，多在两肘。

③肝有邪，其气流于两腋：肝胆经脉行于胁腋，出于期门、渊液等穴，故邪有所聚，多在两腋。

④脾有邪，其气留于两髀：髀即胯部。脾的经脉从胫股上出冲门，故邪气留于髀胯之间，病在脾经。

⑤肾有邪，其气留于两腘：即膝后曲弯处。肾的经脉上行出于膝弯阴谷等穴，故邪气留于两腘，病在肾经。

⑥机关之室：犹言运动的枢纽，气血要会的所在。

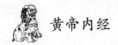
《类经》十四卷第十五注： "机，枢机也；关，要会处也。"

【语译】

黄帝问：人身有八虚，能分别诊察什么疾病呢？岐伯答：可以诊察五脏的病变。黄帝说：怎样诊察呢？岐伯说：肺与心有了邪气，能随着它的经脉流注到左右两肘；肝有了邪气，能随着经脉流注到两腋窝；脾有了邪气，能随着经脉流注到两髀（胯部）；肾有了邪气，能随着经脉流注到两腘（膝窝）。左右肘、腋、髀、腘的部位，叫作八虚，都是四肢关节屈伸的枢纽，也是真气和血络通行会合的要处，因此，不能容让邪气恶血停滞在这些部位，如果有邪气恶血停留，就会损伤经络筋骨，以致关节的枢纽不得屈伸，所以发生拘挛的症状。

通天第七十二

【题解】

天，指先天禀赋。因文中主要论述人体的素质有阴阳气血偏多偏少之分，而这种差异皆出于先天禀赋，所以篇名为"通天"。

【原文】

黄帝问于少师曰：余尝闻人有阴阳，何谓阴人？何谓阳人？少师曰：天地之间，六合之内，不离于五，人亦应之，非徒一阴一阳而已也。而略言耳，口弗能扁明也。

黄帝曰：愿略闻其意，有贤人圣人，心能备而行之乎①？少师曰：盖有太阴之人、少阴之人、太阳之人、少阳之人、阴阳和平之人。凡五人者，其态不同，其筋骨气血各不等。

黄帝曰：其不等者，可得闻乎？少师曰：太阴之人，贪而不仁，下齐湛湛②，好内而恶出，心和③而不发，不务于时，动而后之④。此太阴之人也。少阴之人，小贪而贼心，见人有亡，常若有得，好伤好害，见人有荣，乃反愠怒，心疾而无恩⑤。此少阴之人也。太阳之人，居处于于⑥，好言大事，无能而虚说，志发于四野，举措不顾是非，为事如常自用，事虽败而常无悔。此太阳之人也。少阳之人，谛谛⑦好自贵，有小小官，则高自宜，好为外交而不内附。此少阳之人也。阴阳和平之人，居处安静，无为惧惧，无为欣欣，婉然从物，或与不争，与时变化，尊则谦谦，谭而不治⑧，是谓至治。

古之善用针艾者，视人五态乃治之，盛者写之，虚者补之。

黄帝曰：治人之五态奈何？少师曰：太阴之人，多阴而无阳，其阴血浊，其卫气涩，阴阳不和，缓筋而厚皮，不乏疾写，不能移之。少阴之人，多阴少阳，小胃而大肠⑨，六府不调，其阳明脉小，而太阳脉大，必审调之，

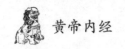

其血易脱，其气易败也。太阳之人，多阳而少阴，必谨调之，无脱其阴，而写其阳，阳重脱者易狂⑩，阴阳皆脱者，暴死不知人也。少阳之人，多阳少阴，经小而络大，血在中而气外，实阴而虚阳，独写其络脉则强，气脱而疾，中气不足，病不起也。阴阳和平之人，其阴阳之气和，血脉调，谨诊其阴阳，视其邪正，安容仪，审有余不足，盛则泻之，虚则补之，不盛不虚，以经取之。此所以调阴阳，别五态之人也。

黄帝曰：夫五态之人者，相与毋故，卒然新会，未知其行也，何以别之？少师答曰：众人之属，不如五态之人者，故五五二十五人，而五态之人不与焉。五态之人尤不合于众者也。

黄帝曰：别五态之人奈何？少师曰：太阴之人，其状黮黮然⑪黑色，念然下意⑫，临临然⑬长大，腘然未偻⑭。此太阴之人也。少阴之人，其状清然窃然⑮，固以阴贼，立而躁崄⑯，行而似伏。此少阴之人也。太阳之人，其状轩轩储储⑰，反身折腘⑱。此太阳之人也。少阳之人，其状立则好仰，行则好摇，其两臂两肘则常出于背。此少阳之人也。阴阳和平之人，其状委委然⑲，随随然⑳，颙颙然㉑，愉愉然㉒瞒瞒然㉓，豆豆然㉔，众人皆曰君子。此阴阳和平之人也。

【注释】

①心能备而行之乎：郭霭春：'心'应作'必'，形

误。'行'，应作'衡'，声误。

②下齐湛湛：下齐，形容谦虚下气，待人周到，伪装正经。湛湛，深貌。这里是形容深藏险恶之心。

③和：《甲乙经》卷一第十六作"抑"。

④不务于时，动而后之：即不识时务，只知利己，行动后发制人。又"之"《甲乙经》卷一第十六作"人"。

⑤心疾而无恩：疾，通嫉。意为对人心怀妒嫉而忘恩负义。

⑥于于：得意自足的样子。

⑦諟谛（shì dì 是帝）：意即反复考察研究，做事精细审慎。

⑧谭而不治：谭同谈，意即用说服的方法感化人，而不是用压服的方法统治人。

⑨小胃而大肠：肠指小肠。

⑩阳重脱者易狂：虚阳浮越，易发狂躁。为阳气欲脱的先兆。

⑪黮黮（zhén 珍）然：黮，深黑色，黮黮然，形容面色阴沉的样子。

⑫念然下意：指故作姿态，谦虚下气。

⑬临临然：形容长大之貌。

⑭腘然未偻：形容故作卑躬屈膝的姿态，并非真有伛偻病。

⑮清然窃然：形容言貌似乎清高而又行动鬼祟，偷偷

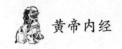

摸摸。

⑯崄：同险。

⑰轩轩储储：形容自尊自大的样子。

⑱反身折腘：形容仰腰挺胸时，身躯向后反张，膝窝随之曲折的样子。

⑲委委然：雍容自得的样子。

⑳随随然：指善于顺应环境。

㉑颙颙然：态度严正而又温和的样子。

㉒愉愉然：和颜悦色的样子。

㉓暶暶然：目光慈祥和善的样子。

㉔豆豆然：举止有度，处事分明。

【语译】

黄帝问少师说：我曾听说人有属阳、属阳之分，那么，怎么叫阴人，又怎么叫阳人呢？少师说：天地之间，六合之内，一切均不离"五"。人与之相应，并不是只有相对的一阴一阳。只能简而言之，不可能全部说到啊。

黄帝说：希望简单地说给我听听。比如有贤人，圣人，他们的禀赋是否阴阳兼备而各异呢？少师说：一般地说，大约有：太阴之人、少阴之人、太阳之人、少阳之人、阴阳平和之人。凡此五种人，形态不同，筋骨、气血，也各有差异。

黄帝说：他们的不同特点可说来听听吗？

少师说：太阴型的人，贪而不仁，表面谦和贪得而怕失，心地像是很柔和的样子，实则喜怒不形于色，从不趋时先动，惯于后发制人。

少阴型的人，贪小利而暗藏贼心，看到别人遭受损失，便像自己有所得一样的高兴，好搞破坏伤害人，见到别人有荣誉，便反感气愤，心怀嫉妒，无恩无义。

太阳型的人，到处忙乱，好说大话，无能力，喜空谈，雄心壮志发乎四野，举手顿足，不顾是非，常常意气用事，而且虽屡遭失败，也不知悔改。

少阳型的人，作事精细，很有自尊心，稍有地位就高傲自得，喜欢出头露面，而乏内在深沉。

阴阳和平的人，起居安闲，无所谓恐惧，也无所谓过分辛苦，遵循事物发展变化的规律，遇事不与人争，善于适应变化，有尊贵的地位时，往往更谦逊，靠说服而不是压制迫害，具有所谓的最高的治世之术。

古代善用针灸疗法的，根据人的五种形态而施治，盛的就用泻法，虚的就用补法。

黄帝说：对待五种形态的人，怎样分别治疗呢？

少师说：太阴型的人，体质多阴而无阳，他的阴血浓浊，卫气运行滞涩，阴阳不能调和，筋缓而皮厚，不用疾泻的针法，病情就不可能好转。少阴型的人，阴多而阳少，胃小而肠大，六腑的功能不能协调，足阳明胃经的脉气小，而手太阳小肠经的脉气大，必须仔细审察后再进行

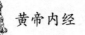

调治，否则，其血易于脱耗，真气易于衰败。

太阳型的人，阳太多而阴少，必须谨慎地调治，不能再泻其阴，只可单泻其阳，但如果阳气过度损伤，就容易导致阳气外脱而使人发狂；如果阴阳都过度脱耗，人就会突然死亡或晕死不知人事。少阳型的人，阳多而阴少，经脉小而络脉大，由于血脉在中而气在外，治疗时当充实其阴经，而泻其阳络。但如果单独泻其阳络太过，以致气脱而形成中气不足，就很难治愈了。

阴阳平和的人，阴阳之气协调，血脉和顺，应谨慎地诊察其阴阳的变化，观察其邪正的盛衰，并端详其容貌和仪表，再研究他是在哪一方面有余或不足。凡邪气亢盛，就用泻法；正气不足，就用补法；若没有明显的盛虚，就从病症所在的本经进行治疗。以上就是调和阴阳，分别五种人而施治的原则与方法。

黄帝说：这五种形态的人，从来没有遇到过，卒然相遇，就不知道他们平日的情况，应怎样区别呢？少师说：在人群中，鲜知上述五种人，因人实有五五二十五种，都存在某一方面的表现不太突出的现象，而上面五种人，实与众不同，五种禀性特别突出。

黄帝说：这五种人的不同形态，怎样辨别呢？

少师说：太阴型的人，肤色深黑无光，外貌似很谦虚，身体本来高大，可是卑躬屈膝，故作姿态，并非真有佝偻病。

少阴型的人，外貌好像很清高，但有偷偷摸摸的作风，站立时躁动不安，行动时又好像俯伏着不能直立一样。太阳型的人，其外貌扬扬自得，表现出骄傲自满的样子，挺胸凸肚，但又好像身躯向后反张和两臂曲折一样。

少阳型的人，站立时头喜欢向后仰，行走时身体摇摆不定，两臂两肘经常反挽在背后。

阴阳和平的人，外貌雍容稳重，从容不迫，态度温恭严正，待人和颜悦色，目光慈祥和善，言行举止条理分明而不紊乱，大家都称他们为君子。

卷之十一

官能第七十三

【题解】

官，任用的意思；能，指技能。因本篇在篇末指出，要根据每一个人的能力、性情、志趣和特点，传授不同的知识与技术，给予不同的工作，这样才能使其以挥特长，故篇名为"官能"。

【原文】

黄帝问于岐伯曰：余闻九针于夫子众多矣，不可胜

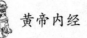
数。余推而论之，以为一纪①，余司诵之，子听其理，非则语余，请正其道，令可久传，后世无患，得其人乃传，非其人勿言。岐伯稽首再拜曰：请听圣王之道。

【注释】

①以为一纪：归纳整理，使条理分明、完整扼要，成为系统的理论。

【语译】

黄帝说：我听你讲解九针的道理很多了，已不可用数字计算，我推究其中的道理，经过归纳整理，成为系统的理论，现在读出来给你听，如果理论上有错误的地方，就请告诉我加以修正，使它长久地流传，使后世得到正确理论而不蒙受灾患，当然要传教合适的人，那些不适合学习继承的人，不能对他们说。岐伯行礼再拜地答道：请让我恭敬地听这些神圣的道理吧。

【原文】

黄帝曰：用针之理，必知形气之所在，左右上下①，阴阳表里，血气多少，行之逆顺②，出入之合。谋伐

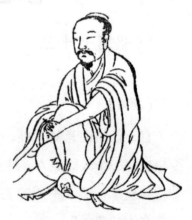

明代高濂《遵生八笺》
陈希夷导引坐功图中的立夏
四月坐功图

有过。

【注释】

①左右上下：《太素》卷十九知官能注："肝生于左，肺藏于右，心部于表，肾治于里，男左女右，阴阳上下，并得知之。"

②行之逆顺：指经气运行之逆顺情况。《类经》十九卷第十注："阴气从足上行，至头而下行循臂；阳气从手上行至头而下行至足。故阳病者，上行极而下，阴病者，下行极而上。反此者，皆谓之逆。"

【语译】

黄帝说：有针的道理，必须知道脏腑形气所在的上下左右的部位，分别阴阳表里的病机，以及十二经脉气血的多少，经气运行的逆顺情况，血气出入交会有腧穴，这样才可以作出准确治疗，防止诛伐无过。

【原文】

知解结，知补虚泻实，上下气门①，明通于四海，审其所在，寒热淋露②荥输异处，审于调气，明于经隧，左右支络，尽知其会。

【注释】

①气门：这里指俞穴而言。

②淋露：作疲困解。《研经言》卷二释露："按'淋露'，即'赢露'，古者以为疲困之称。《左》昭元年传：'勿使有

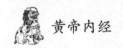

所雍闭湫底以露其体。'注：'露，羸也。''淋'，古多作
'癃'。《汉书》有'癃疲'之病，是'淋'亦通'疲'。

【语译】

要知道解结的道理，了解补虚泻实的原则，各经经气
上下交通的门户，明确经脉与四海连通的路线，观察疾病
的所在，以及病发寒热、羸弱疲困等的虚实证状，治疗时
要依据各经荥俞的不同部位以选取相应的穴位，并且精审
地调理气机，同时还要明确经络与左右支络相交会的
地方。

【原文】

寒与热争，能合而调之①；虚与实邻，知决而通之②；
左右不调，把而行之；明于逆顺，乃知可治。阴阳不奇③，
故知起时，审于本末，察其寒热，得邪所在，万刺不殆。
知官九针，刺道毕矣④。

【注释】

①能合而调之：《太素》卷十九知官能注："阴阳之
气不和者，皆能和之。"

②知决而通之：《太素》卷十九知官能注："虚实二
气不和，通之使平"；孙鼎宜曰："此谓虚实疑似之证。当
决其是非也。"这里从《太素》注。

③阴阳不奇（yǐ倚）：《周礼》大祝杜注："奇，读曰
倚。"倚有偏义，阴阳不奇，即阴阳不偏之义。

④审于本末……刺道毕矣：《类经》十九卷第十注："本末，标本也。寒热，阴阳也。官，任也。九针不同，各有所宜，能知以上之法而任用之，则刺道毕矣。"

【语译】

寒热交争的病，阴阳不调的要调和它；虚实疑似的病，要辨别清楚而通调平定，左右不协调的病，应左病刺右，右病刺左，用缪刺法治疗；还要明确经脉循行的顺逆'一般说来，顺的易治，逆的难治。脏腑阴阳调和，就可知病愈之时，审查清楚疾病的标本、阴阳，确定邪气所在部位，针刺治疗就不会错误，再掌握了九针的不同性能，针刺治法就全面了。

【原文】

明于五腧，徐疾所在①，屈伸出入，皆有条理②。言阴与阳，合于五行，五脏六腑，亦有所藏③，四时八风④，尽有阴阳，各得其位，合于明堂，各处色部，五脏六腑，察其所痛，左右上下⑤，知其寒温，何经所在。

【注释】

①明于五腧，徐疾所在：马莳："五脏有井荥俞经合之五俞，六腑有井荥俞原经合之六俞，然六腑之原并于俞，则皆可称为五俞也。徐疾者，针法也，小针解云：'徐而疾则实，疾而徐则虚'是也。"

②屈伸出入，皆有条理：《太素》卷十九知官能注：

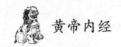

"行针之时，须屈须伸，针之入出、条理并具知之。"马莳曰："屈伸出入者，经脉往来也。"对于"屈伸"的解释，前者指行针时的体位，后者指经脉运行的方向。这里从《太素》注。

③五脏六腑，亦有所藏：《太素》卷十九知官能注："五脏藏五神，六腑藏五谷。"

④四时八风：《太素》卷十九知官能注："八风，八节之风也。"

⑤察其所痛，左右上下：《太素》卷十九知官能注："察五色，知其痛在五脏六腑，上下左右。"

【语译】

要明确手足十二经的井、荥、腧、经、合都有一定主治范围，徐疾补泻的手法的施用，及行针时体位的屈伸和针的出入也都有一定的规律可循。五脏六腑合于天地阴阳五行，五脏贮藏精气，六腑传化水谷。四时八节的风，都有阴阳之分，侵犯人体那一个部位和脏腑就集中地在明堂部位表现出相应的颜色，同时五脏六腑的病变，也分别在各自相应的颜色部分表现出病色，根据这些就可以知道病痛是寒是热，病在哪一经了。

【原文】

审皮肤之寒温滑涩，知其所苦，膈有上下，知其气所在①，先得其道，稀而疏之，稍深以留②，故能徐入之。

大热在上，推而下之；从下上者，引而去之；视前痛者，常先取之。大寒在外，留而补之；入于中者，从合泻之。针所不为，灸之所宜。

【注释】

①膈有上下，知其气所在：指横膈的上下分布着不同的脏器，应该知其病气的在上在下，以进一步察知何脏的病变。

②先得其道，稀而疏之，稍深以留：马莳："先得其经脉之道，然后可以用针，稀者，针之少也；疏者，针之阔也；深者，深入其针也，留者，久留其针也"。

【语译】

审察皮肤的寒温滑涩，就可知病的阴阳虚实；膈上为心肺所居，膈下为肝脾肾所居，审察膈的上下，可知病气所在部位。先掌握经脉循行的道理，然后可以用针，要根据病情，正确选取穴位，若正气不足的，用针宜少而进针要慢，进到一定深度后，久留其针。热病在上半身的，用高者抑之的治法，推热下行，使下和于阴；热由下而上的，也应当导引其上逆的邪气逐渐散去。病分先后，一般说，先病的当先治。大寒在表的，当留针以补阳，助阳以胜寒；如寒邪入于里的，宜取合穴使寒邪从肠中泻出。寒病而用针不适宜的，可以改用艾灸法。

【原文】

上气不足，推而扬之，下气不足，积而从之^①，阴阳

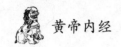

皆虚，火自当之②。厥而寒甚，骨廉陷下，寒过于膝，下陵三里③。

【注释】

①上气不足……积而从之：《太素》卷十九知官能注："上气不足，谓膻中气少，可推补令盛。扬，盛也。下气不足，谓肾间动气少者，可补气聚。积，聚也。从，顺也。"另，《类经》十九卷第十注："推而扬之，引致其气，以补上也；积而从之，留针随气，以实下也。"两义可并参。

②阴阳皆虚，火自当之：马莳："阴阳皆虚，而针所难用，则用火以灸之。"

③下陵三里：按：《荀子》富国杨惊注："陵，侵陵。"引伸有"取"义，"下陵三里"，可理解为"下取三里。"又，下陵为三里之别名，见本书九针十二原篇，兹取此义。

【语译】

上气不足的，可以用引导推补的方法使其气充盛；下气不足的，可以用留针随气的方法以补肾气，阴阳两虚的病，不能用针刺治疗，可以用艾灸治。寒气厥逆，寒过于膝部的，或骨边的肌肉下陷的，要灸足三里穴。

【原文】

阴络所过，得之留止。寒入于中，推而行之①，经陷下者，火则当之②。结络坚紧，火之所治。不知所苦，两跷之下③，男阳女阴，良工所禁④，针论毕矣。

【注释】

①寒入于中，推而行之：《类经》十九卷第十注："寒留于络，而入于经，当用针推散而行之。"

②经陷下者，火则当之：《太素》卷十九知官能注："火气强盛，能补二虚。"按：此处"二虚"，指前文"阴阳皆虚"而言。

③两跷之下：楼英："两跷之下，照海，申脉二穴。"

④男阳女阴，良工所禁：《太素》卷十九知官能注："有病不知所痛，可取阴阳二跷之下，二跷之下，男可取阴，女可取阳，是疗不知所痛之病，男阳女阴，二跷之脉，不可取之。"

【语译】

寒邪从阴络经过，得之而停留不去，如寒入于经中，当用针行散，如寒邪凝结，经气陷下的，当用火灸治，以散寒邪，若络脉结而坚紧的，也用灸法治疗，有不知确切部位的疼痛，当灸阳跷所通的申脉穴和阴跷所通的照海穴，男子取阳跷，女子取阴跷，若男取阴跷而女取阳跷，就犯了治疗上的错误，能掌握和通晓这些道理，用针的理法就完备了。

【原文】

用针之服①，必有法则②，上视天光，下司八正③，以

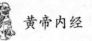

辟奇邪④，而观⑤百姓，审于虚实，无犯其邪，是得天之露，遇岁之虚⑥，救而不胜，反受其殃。故曰：必知天忌，乃言针意。法于往古，验于来今，观于窈冥⑦，通于无穷，粗之所不见，良工之所贵，莫知其形。若神髣髴⑧。

【注释】

①服：《素问》八正神明论王冰注："服，事也。"

②法则：《素问》八正神明论王冰注："法，象也。则，准也。"

③下司八正：下以候八节之正气。丹波元简："司，伺通。"伺有候义。八正，《素问》八正神明论王冰注："八正，谓八节之正气也。"

③以辟奇邪：《太素》卷十九知官能注："学用针法，须上法日月星辰之光，下司八节正风之气，以除奇邪。"辟，祛除之意。

⑤观：这里作昭示解。《汉书》宣帝记："观以珍宝。"颜注："观，示也。"

⑥得天之露，遇岁之虚：《类经》十九卷第十注："天之风雨不时者，皆谓之露。"天之露指自然界与时令不符的风雨灾害。岁之虚，指岁气不及所出现的反常气候，如春不温，夏不热等。

⑦窈冥：《素问》示从容论王冰注："窈冥谓不可见者。"泛指微渺难见的变化。

1408

⑧法于往古……若神髣髴：《太素》卷十九知官能注："法于往古，圣人所行。逆取将来得失之验，亦检当今是非之状，又观窈冥微妙之道，故得通于无穷之理，所得皆当，不似粗工以意，唯瞩其形，不见于道，有同良材神使，独鉴其所贵，髣髴于真。"

【语译】

用针治病的事情，必须有一定的法则，还要看天气阴晴变化，以及四时八节气候的不同，避免奇邪的侵袭，并且要告诉人们，注意虚邪与实邪的侵害，随时防御，以免受邪发病，假如受到与时令不符的风雨邪气的侵袭，或者为不正之邪所伤，若医生了解不到自然变化，不能及时救治，病势就会加重。所以必须知道天时的顺逆宜忌，才可以谈针治的意义。要取法古代的经验，验之于临床实践，还要吸取现代治疗经验，只有仔细观察那些微渺观见的形迹，才可以通达变化无穷的疾病，粗工注意不到这些方面，良工却十分珍视它，如果诊察不到微小的形迹变化，那么疾病就显得神秘莫测，难以把握了。

【原文】

邪气之中人也，洒淅①动形，正邪之中人也，微先见于色，不知于其身，若有若无，若亡若存，有形无形，莫知其情。

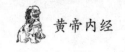

【注释】

①洒渐：振寒貌。

【语译】

虚邪伤害人体，发病时恶寒战栗。形体振动；正邪伤害人体，发病时面色微有改变，身上没什么感觉，邪气似有似无，若亡若存，证状也不明显，很难认识清楚，因而不能知道确实的病情。

【原文】

是故上工之取气，乃救其萌芽，下工守其已成，因败其形。

【语译】

所以上工治病是根据脉气的微小变化，在疾病初始时就进行治疗；下工不掌握这个方法，到病已形成之后，才按常规治疗，这样就会使病人的形体受到伤害。

【原文】

是故工之用针也，知气之所在，而守其门户，明于调气，补泻所在，徐疾之意，所取之处。

【语译】

所以医生用针之先，应该知道脉气运行的所在，而守候其出入的门户，明白调理气机的方法，宜补还是宜泻，进针时应快还是应慢，以及应取的穴位等。

【原文】

泻必用员^①，切而转之，其气乃行，疾而徐出，邪气乃出，伸而迎之，摇大其穴，气出乃疾。

【注释】

①泻必用员：员，指圆活流利的针法。《太素》卷十九知官能注："员谓之规，法天而动，泻气者也。"

【语译】

如用泻法，必须圆活流利，逼近病所而捻转针头，这样，经气就能通畅，快进针，慢出针，以引邪气外出，进针时，针尖的方向迎着经气的运行方向，出针时摇大针孔，邪气就会随针很快地外散。

【原文】

补必用方^①，外引其皮，令当其门，左引其枢，右推其肤，微旋而徐推之，必端以正，安以静，坚心无解，欲微以留，气下而疾出之，推其皮，盖其外门，真气乃存，用针之要，无忘其神^②。

【注释】

①补必用方：方：指方正、端静而言。《太素》卷十九知官能注："方谓之矩，法地而静，补气者也"。

②用针之要，无忘其神：指用针的主要目的，在于调养神气，推动生机，借以扶正祛邪。《太素》卷十九知官

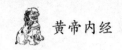

能注："用针之道，下以疗病，上以养神，其养神者，长生久视，此大圣之大意。"

【语译】

运用补法时，手法必须端静从容而和缓，先按抚皮肤，令其舒缓，看准穴位，用左手按引，使周围平展，右手推循着皮肤，轻轻地捻转，徐徐将针刺入。必须使针身端正，同时术者要静心安神，坚持不懈以候气至，气至后少作留针，待经气流通就快出针，揉按皮肤，掩闭针孔，使真气留存于内而不外泄。用针的要妙，在于调养神气，推动生机以扶正祛邪，千万不要忽略。

【原文】

雷公问于黄帝曰：《针论》曰：得其人乃传，非其人勿言。何以知其可传？黄帝曰：各得其人，任之其能，故能明其事。

【语译】

雷公问黄帝道：《针论》上说：遇上合适的人才可传授，不合适的不能传与他。怎样知道谁是可以传授的合适人选呢？黄帝说：根据各人的特点，在实际工作中观察他的德能，就可以了解是否能够传授给他了。

【原文】

雷公曰：愿闻官能①奈何？黄帝曰：明目者，可使视色；聪耳者②，可使听音；捷疾辞语者，可使传论；语徐而安静，手巧而心审谛者③，可使行针艾，理血气而调诸逆顺，察阴阳而兼诸方；缓节柔筋而心和调者，可使导引行气④；疾毒言语轻人者，可使唾痈咒病⑤；爪苦手毒⑥，为事善伤者，可使按积抑痹。各得其能，方乃可行，其名乃彰。不得其人，其功不成，其师无名。故曰：得其人乃言，非其人勿传，此之谓也。手毒者，可使试按龟，置龟于器下，而按其上，五十日而死矣。手甘者，复生如故也。

【注释】

①官能：即职事，因有某些特长而分配某种职事。闵士先："官之为言司也。言各因其能而分任之，以司其事，故曰官能。"

②聪耳者：《太素》卷十九知官能注："听病人五音，即知其吉凶。"

③语徐而安静，手巧而心审谛者：《太素》卷十九知官能注："神清性明，故安静也。动合所宜，明手巧者，妙察机微，故审谛也。"

④缓节柔筋而心和调者，可使导引行气：《太素》卷十九知官能注："身则缓节柔筋，心则和性调顺，此为第五调柔人也。调柔之人，导引则筋骨易柔，行气则其气易和也。"

⑤唾痈咒病：古代祝由治病的方法，为精神疗法之一种。

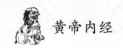

⑥爪苦手毒：爪，指甲。苦，指形态粗恶。手毒，手狠的意思。

【语译】

雷公说：怎样根据每个人的才能而分别使用呢？黄帝说：眼睛明亮视力好的人，可以叫他辨别五色；听觉灵敏的人，可以叫他辨别声音；说话流利思维敏捷的人，可以让他传讲理论；言语缓慢，行动安静，手巧心细的人，可以叫他搞针灸，来调理气血的顺逆，观察阴阳盛衰，而兼做处方配药等医疗工作；肢节缓和，筋骨柔顺，心平气和的人，可以叫他担任按摩导引，用运行气血的方法来治疗；嫉妒成性，口舌恶毒，言语轻薄的人，可以叫他唾痈肿，咒邪病；爪苦手毒，做事经常伤坏器具的人，可用他按摩积聚，抑制痹痛。按照各人的才能，发挥他的特长，各种治疗方法就能推行，他的工作做得好，名声就会流传开来。如果使用不当，就不能成功，他的老师也会声名埋没。所以说，遇到合适的人才能教他，不是合适的人选就不能教，就是这个道理。关于手毒的人，可以用按龟作试验，把龟放在一种器具下面，人的手按在器具上，手毒的人按五十天龟就死了，手不毒而柔顺的人，即使按五十天，龟还活着。